致力于中国人的教育改革与文化重建

立 品 图 书·自觉·觉他
www.tobebooks.net
出 品

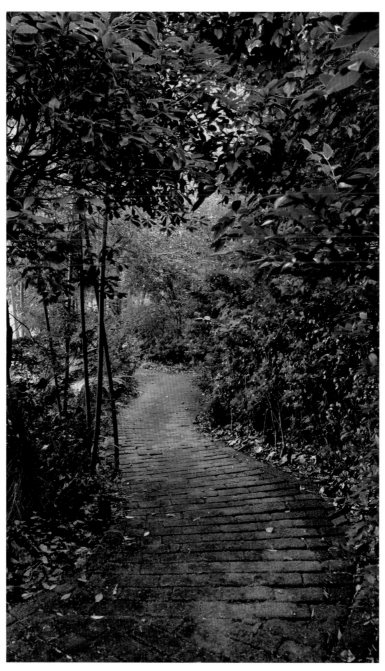

整体医疗让诊断、疗愈的过程成为一场人生觉知、觉醒的旅程。

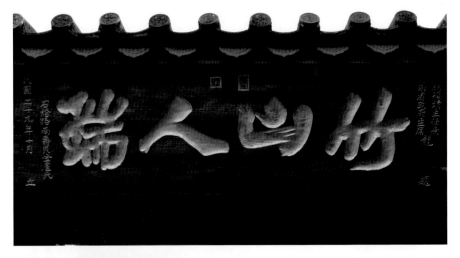

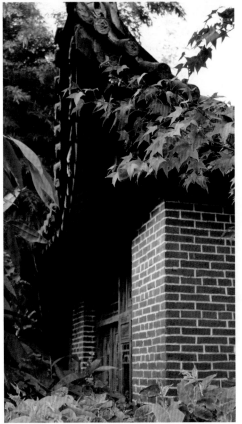

森林中，整体医疗中心前门，古朴的中国风。"竹山人瑞"为龙云先生所题。一心无累，四季良辰。

人生没有真正的绝望。如树，在秋天放下了落叶，它在平静中积蓄力量。春天一到，芳华依然。潜意识的觉醒是人生永不干枯的希望。

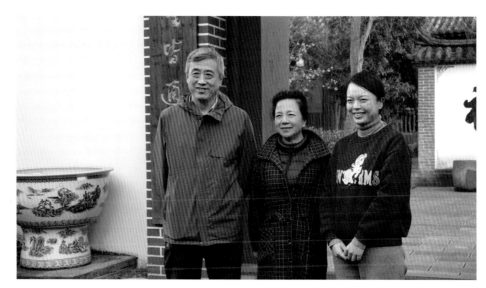

云南宜良康养中心。在人生的道路上，选择与谁同行，比要去的远方更重要。

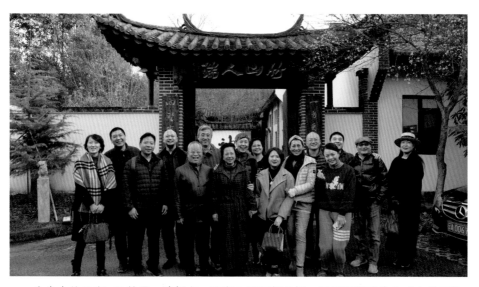

生命中的乐事：见美景、读好书、遇高人且同频共振。见证王阳明先生"心外无物，天地万物皆在吾心中"。

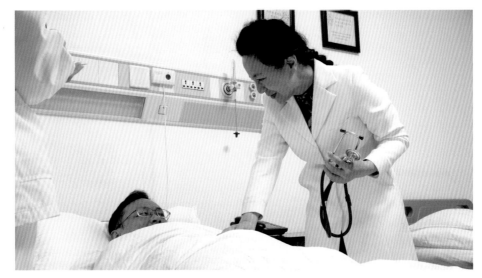

　　医疗大查房，见证来自国内各地从小儿至百岁老人，从帕金森、多脏器衰竭、冠心病、NRDS、休克、高血压急症、焦虑症等病人，在整体医疗中疗愈。卡莱尔说过："未哭过长夜者，不足以语人生。"

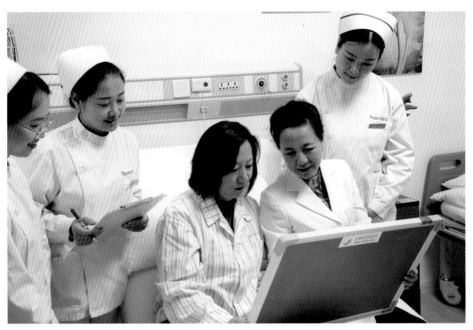

每天，在整体医疗中，以病入道，借病为修，察寻病因，治愈疾病，医患喜悦。

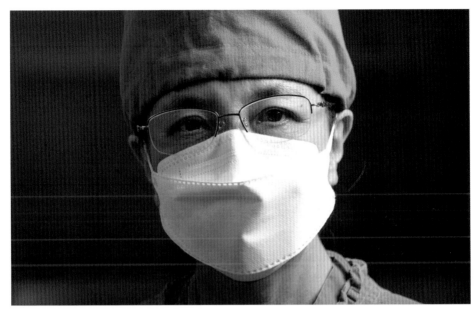

医学的特质是科学 + 艺术，许多优秀的医生，多具备牧师 + 科学家的素质。医生应时刻牢记特鲁多医生的名言："有时是治愈；常常是帮助；总是去安慰。"

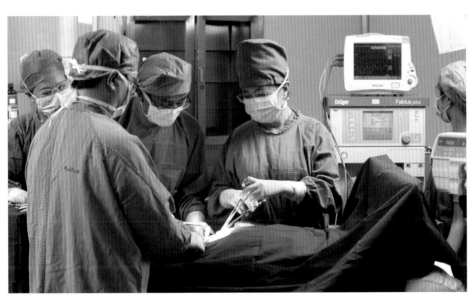

每一次临危受命，都是对医、患的共同挑战，需要的是勇气与担当。救治的过程是医患双修，唯信任不可辜负。

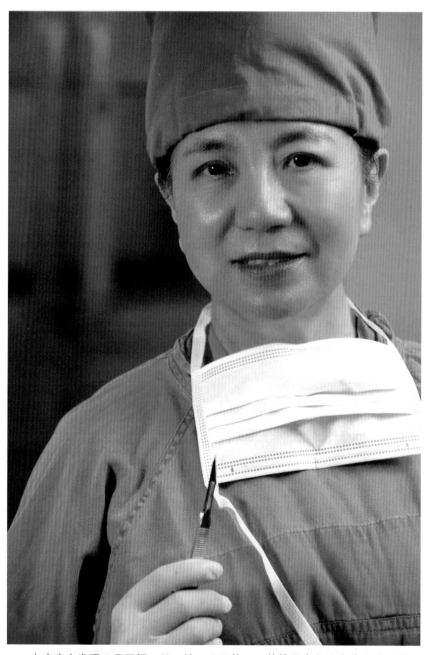

在疾病中发现日月同辉，天、地、人同体……整体医疗是让生命突破现有局限及困境的重要路径。

有效的医疗

整体医疗临床探索与实践

徐梅　李延光 ——— 著

华龄出版社
HUALING PRESS

图书在版编目（CIP）数据

有效的医疗 / 徐梅，李延光著 . -- 北京：华龄出
版社，2022.5

ISBN 978-7-5169-2211-8

Ⅰ. ①有… Ⅱ. ①徐… ②李… Ⅲ. ①医疗卫生服务
—研究 Ⅳ. ① R197.1

中国版本图书馆 CIP 数据核字（2022）第 052969 号

策划编辑	宋 娟		责任印制	李未圻
责任编辑	郑建军			

书 名	有效的医疗		作 者	徐 梅 李延光
出 版	华龄出版社 HUALING PRESS			
发 行				
社 址	北京市东城区安定门外大街甲 57 号		邮 编	100011
发 行	（010）58122255		传 真	（010）84049572
承 印	水印书香（唐山）印刷有限公司			
版 次	2022 年 6 月第 1 版		印 次	2022 年 6 月第 1 次印刷
规 格	710mm×1000mm		开 本	1/16
印 张	19		字 数	226 千字
书 号	ISBN 978-7-5169-2211-8			
定 价	78.00 元			

自　序

在少女时代，一部阿尔巴尼亚电影《创伤》中的女主人公——外科医生维拉给我留下了深刻印象。后来的好多年，她一直都是我脑海中最具象、最美丽动人的职业女性形象。在那个形象单一的年代，维拉漂亮干练、自信独立，有点自我的小众形象，是那么稀缺，虽不为"世风"所容，却在我懵懂、多梦的心中播下一颗饱满、珍贵的种子，初塑了一个少女丰盈的情怀。

当我进入医学院学习，图书馆成了我最留恋的地方。医学巨匠们的感召激励，名医大师的言传身教，激起我内心强烈的向往。我的职业理想逐渐明晰，就是做一名好医生，做一名受人尊重的女外科医生。医学成为我一生的志业。

1984年大学毕业后，我如愿成为一所大医院的外科医生，主要从事外科的急危重症及肿瘤的治疗。从住院医生到专家，我的医学之路应该说一帆风顺，除了自己的潜心致志，更感恩前辈们的一路帮扶，感谢众多病人及家属的信任与鼓励。随着职称、职务、名誉的一步步提高，找我开刀的病人越来越多，我成为了有一定影响力的"一把刀"。看起来仿佛在向着理想一步步迈进，然而，我的内心却充满困惑和惶恐，完全没有了最初的那份自满与自得。因为实际工作中的一些经历，与我当初投身医疗行业并立志要做一个好医生的初衷十分相悖，为此，越来越多的疑问让我陷入深深的痛苦与思考。

在当前的医疗模式中，"物"的作用越来越彰显，而"人"的作用越来越式微。医生也常常只见"病"不见"人"。日常医疗中经常遇到这种情况——疾病痊愈了，可病人及家庭并没有回归幸福与快乐，而是仍处于不安的漩涡中。医学最初及最终的目标是什么？到底是"治病"，还是"救人"？怎样才叫真正的治愈？

临床上，医生的专业越分越细，且无止境地追求高精尖，专注自己的"阵地"，头痛医头，脚痛医脚。然而，人本身是一个完整复杂的系统，分割的程度越高，丢失的信息越多，离真相可能越远。且人的身心健康与社会环境又密切相关，是协调统一的整体。那么，到底什么样的医疗模式才能真正还原生命的本真奥秘，让整个系统更好地造福人类？

出于一个女外科医生的细致，除了手术，我更愿意和病人待在一起，倾听他们的忧伤和痛苦，也常陪伴临终的患者走完他们生命的最后历程。从一个个病案中我真切体会到，病不是一下子就得的，都有其内在的原因，与个人经历、家庭生活、社会关系密切相关。

世界上没有两片相同的树叶，每个生命也各不相同。同一疾病，临床表现各异，治疗结果也大相径庭。每一个生命，都需要我们区别对待，温柔呵护；每一次治疗，都需要病人及家人积极主动的参与。怎样才能找到一条贴近生命本质并探求疾病本源，且真正对人的身、心、灵全方位呵护的整体医疗之路？

这条路我走得异常艰难。痛苦过，沉沦过，放弃过……我甚至走到了抑郁症的边缘。我与同行探讨，出国游历，广访名医名院，自己独立办医院……路漫漫兮，吾将上下而求索！那是一段生命的狱炼，也是生命的升华。当你知道你要去往哪里，上天就会铺下一条路在你面前。幸运的是，我在 2006 年得到一群志同道合的投资人的全力支持，如此，我才得以在中国创办一家具有中国特色的、以爱与慈悲为宗旨的、走整体医疗之路的医院。

这条路是那么跌宕和坎坷，又是那么斑斓与丰厚！医患之间相互成就，互为修行。一种新的医疗模式逐渐成熟：从单纯的生物模式，到生物、心理、社会的完整同一；从关注于"病"，到关注于人的整体健康、幸福、快乐。

一个个病例告诉我们，大多数慢性及重大疾病的背后都有其更深刻的病因，人的意识及潜意识在其间发挥着明确的作用。而在这一切的背后，爱是人类社会关系的万力之源，也是解开人类心灵层层枷锁的金钥匙。

人本身是一个整体，一个具有自组织性、自稳态性的，极其复杂又独立运行的生物体；人与人类思想、精神、灵智密切相关的社会又是一个浑然整体；人与万千自然也是一个全息交流的整体。整体医疗是一次对生命本质的探求，是关于疾病本源的治疗。"病"只是这全息整体在我们面前一个点的呈现，何为源，何为果？何为质，何为象？庐山真面目，尽在云山雾罩中。

在对整体医疗的探索过程中，涉及一系列人类生命本身与所处世界碰撞的火花：哲学、宗教、科学、艺术……它们与医学一样都是人类社会智慧的结晶。反过来，它们又成为我探知这个世界及人体奥秘的探针和听诊器。当某个时刻，它们有机缘在同一个舞台共舞，倏忽间火花绽放，会给你拨开一团云雾，发现一条蹊径，在芸芸万象间窥到它们与人神秘内在的连接。

医学是一门关于人的身心健康的综合艺术，我沉浸、遨游其中。中华博大精深的传统文化又给我插上了有力的翅膀，给了我更为广阔的视角。《易经》经由宇宙万象，讲出人生的道理;《黄帝内经》以易理为基础，从自然的万千气象里面萃取出规律，用以解释人的病因、病机。西方科学强于从一点一滴的细微之处摸索着去整合，而易学则是通过全盘的了解，然后再展开。在十六年的整体医疗实践中，我逐渐探索到易学与现代医学及心理学在解读人本质奥秘的结合点，找到一条寻求疾病内在本源的蹊径，走出一条具有中国特色的整体医疗之路。

经过八万多例针对病因的研究、治疗，在癌症、心脑血管疾病、内分泌疾病（包括糖尿病、类风湿、痛风）、免疫性疾病（如强直性脊柱炎、肝硬化、顽固性皮肤病等）等疑难病的治疗中取得神奇效果。我欣喜地发现，整体医疗不仅治疗了疾病，同时也让一位位病人及家庭获得高品质的生活。他们留给我最多的感言便是，在整体医疗中他们获得了重生。

三十八年的从医之路，十六年的整体医疗，我艰难跋涉过人生的荒原，也曾畅泳在人生广阔的海洋，收获了诸多人文之思、生命所悟。越来越多的病友、朋友，包括医生同行，目睹我所做的事情，一直给予支持、鼓励，并期待我能将医疗实践与思考写成书，引发更多的人对疾病与生命进行深度的思考。

编撰成书是一个再审视和再创造的过程，耗时伤神，一拖再拖。其间，幸得同行挚友，外科急危重症专家，也是整体医疗热诚拥趸者的李延光先生的鼎力相助，历时近三载，终于成书。

本书力图透过一些医患同修的感人故事，医疗实践中的感悟，以求展现整体医疗内在的精髓与奥秘。我期待着，这本书能够给有志于整体医疗的人以启发，能够引领更多的人投入到对疾病与生命的探寻中，能够让人们的身心灵更和谐，生活更健康!

目　录

第一章

病不是一下子就得的

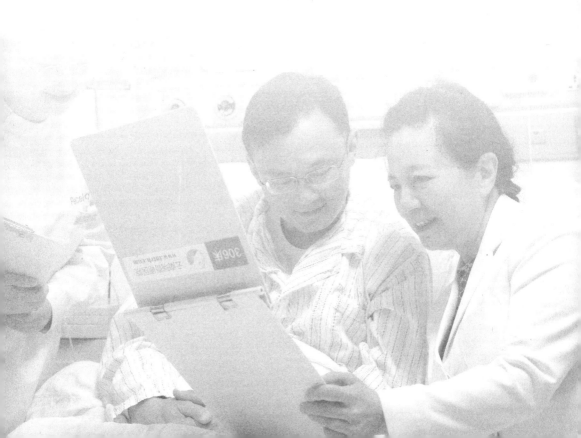

疲于奔命的医生越来越感到：病不该是这样看的！病人越看越多，越看越重；病人家属十分不解：怎么一下子就病得这么严重？实际上，任何疾病都不是一日而成的。只有被突然诊断的病，没有突然产生的病，它的发展变化是一个从量变到质变的过程；病也不是我们无缘无故碰上的，总有一根长长的线，若隐若现地牵向我们的心灵深处。

急诊科医生的无力

急救车风驰电掣呼叫而来，一位生命垂危的重症患者被直接由高铁站送进我们医院抢救室。经快速检查，诊断患者为急性脑出血、呼吸衰竭，同时伴有腹主动脉夹层动脉瘤。

"院长，院长，我爸爸还有救吗？是不是我耽误了我爸爸的病情？您一定要救救我爸爸！是不是一切都来不及了，我现在后悔死了！"我边紧急检查病情边耐心听着病人家属焦急的询问。

我职业生涯的大部分时间在三级公立医院工作，这样的情况曾经是我们工作的常态，几乎每天都能见到。急诊科大厅永远熙熙攘攘，走道里都是加床的重病人。

他是一位来自邻省的70多岁的男性，因为胸、腹部不适，在当地医院被诊断为腹主动脉夹层动脉瘤。患者本应在当地立即手术，行带膜支架植入或人工血管置换，否则腹主动脉瘤随时可能破裂，造成失血性休克，多脏器衰竭，快速死亡。但该手术风险极大，术中及术后都存在死亡风险。一家人对手术很恐惧，儿子想带父亲到昆明进一步诊断，执意带老人坐高铁过来就医。不幸的是，在来的途中，患者突发脑出血，压迫脑干，造成严重的意识障碍、呼吸循环衰竭。情况危急，我们的一位会员联系到我，我们的急救团队紧急去现场急救并转运。

"病人脑水肿严重，脑疝形成，需要紧急微创引流颅内出血，呼吸机支持等抢救措施，患者随时有死亡可能，这几天是最艰难的时光。"在给予患者积极治疗后，我在抢救室门口找到病人的几个家属交代病情。子女们个个神情焦虑，满脸疲惫。其中一位衣服凌乱、眼圈乌黑，他问医生："我爸爸还有救吗？现在需要我们做什么？我们全力配合！"子女们团团围着我。"我们一定尽最大的努力！"我拉着家属们的手，安慰着，内心情感很复杂，有同情，也有一种无奈。拼尽全力抢救的结果有三种结局：第一个顺利康复，第二个成为植物人状态，第三个永久性残疾。

近些年，社会公众的就医观念仍然存在很突出的问题。不注重预防，不注重早查早治。有小毛病就扛着，病情到了一定程度需要专科治疗时又一味迷信大医院，要找最知名的大专家。为此，多少人在就医的路上付出惨重的代价。

经过近一个星期的治疗，患者病情逐渐稳定，脱掉了呼吸机，已经能够和子女简单交流。"谢谢！谢谢！院长，你们是我们全家的救星！"病人家属满心感谢。终于，病人病情趋于稳定，顺利出院。但病人腹主动脉瘤那颗巨大的定时炸弹依然存在，我站在亲人及医学原则的立场上，认为早拔除早安心。在临近出院的日子，家属最终决定让父亲回家休息一段时间，再去一所中国知名的医院行腹主动脉瘤人工血管置换术。

就在病人出院的三个月后，我突然接到了家属的不好信息，病情又突然加重了！原来，患者入住国内一家知名的医院后，经过一段巩固治疗，准备行腹主动脉瘤人工血管置换术。可就在这期间，患者突然再次出现意识障碍，又发生了脑出血！我也主动联系了经管的主治医生，希望尽最大的努力。但这次老爷子终没能挺过去。

"就在老家早点做手术就好了，是我们害了爸爸！"子女们悲痛欲绝。"你们的出发点是好的，一片孝心父亲早已收到，已经尽了子女全部的努力，父亲的病实在是太重太复杂了。医疗最大的特性就是不确定性，谁也无法保证，不必太过自责。"我一遍遍地劝慰着他们，可自己的心却沉甸甸的，无法释怀。

又一个充满艰辛的求医历程！耗竭的心力，巨大的费用，甚至家庭的悲剧！我在疲惫的同时越来越感到：病不该是这样看的！病人越看越多，越看越重……

这仅是病人家属一个好心又偶然的失误吗？病人及早在当地医院治疗就没事了吗？

我们是否该从源头深入思考：病是怎么得的？为什么到了生死关头才引起人们的重视？

我们的医生和整个医疗界，怎样才能给予病人最适合的医疗和呵护？

长久以来，我一直在苦苦思索着这个问题。

及早发现病因并进行干预

任何一个疾病都不是一日而成的，它的发展变化是一个从量变到质变的过程。特别是慢性病和严重的疾病，如上面这位患急性脑出血，腹主动脉夹层动脉瘤的父亲，都会有一定的病因。

沿着一定的病机路线逐渐发展，到了一定程度就会呈加速度发展，出现爆发性表现，如心梗、脑梗、恶性肿瘤，等等。我们临床医生劳累、辛苦，拼命与死神抢速度，但都在已经发生器质性病变甚至恶化的阶段忙碌，其结果可想而知。

现代社会生物医学模式的理论认为疾病发生发展的因素，与遗传背景、环境、行为、生活方式等方面有关，具有个性化的特征。其中遗传因素在发病原因中占比约为 40%，而环境、行为、生活方式等因素的作用可达到 60%，所以，我们是否得病，得什么病，与我们自己的选择密切相关。

环境包括社会环境与生物环境；行为指我们与世界及自己的相处方式；生活方式是指我们的吃、住、行的习惯。这些方面出现大的、持续性的偏差就会对身体（包括身与心）产生不良影响，即成为所谓的病因，如不好的饮食习惯、长期的不良情绪等。

病因若没有得到及时发现，没有进行干预，持续存在 6—8 年，就可能出现一些功能性疾病的表现，如：血糖、血脂、血尿酸、血乳酸、血压升高、疲惫……即所谓的亚健康状态；这种情况若没有得到重视，自己还没有觉悟，任其发展，2—3 年的时间就会出现器质性病变，也就是临床上说的"病"了，如：血管硬化、粥样斑块形成、血管狭窄、脂肪肝、糖尿病、高血压、冠心病……进入这个阶段，疾病就进入快速发展期，若没有得到及时正确的治疗，病情就会迅速恶化，短的三个月到半年就可能出现各种并发症：心肌梗死、脑血栓、脑梗死、肿瘤，等等。

如果在病因阶段接受了正确的观念与指导，或自己在生活中体悟到，改掉不良的生活习惯，或改变对问题的认识，及时摆脱不良情绪的影响，恢复起来就比较容易且不留任何后遗症。

许多人都是到了功能性疾病期或器质性疾病期，才第一次接受医疗咨询。若在功能性疾病阶段，患者对疾病真正有了内心的正确认识，并且得到持续、正确的干预和治疗，病变仍是可逆的，患者可以得到完全的修复；但是如果到了器质性疾病期，治疗的难度将大大增加，治疗效果也差，许多时候已不可能得到完全性的修复，只能延缓其发展。

若到了并发症期，治疗起来将是费时、费力、花费巨大、效果极差。

而我们许多病人都是在这一时期才被送到医院去，所以到处的医院门诊都是人潮涌动。这也是目前我们大多数医生天天面对的状态，耗心竭力，事倍功半。

就像我们开篇讲到的那种情况，病人越来越多，越来越重，病家、医家都陷入一场看不到胜利的博弈。就医路上，酿成一个个不断重复的人间悲剧。所以有人说，医学科学到了这个阶段，其实是从理念到实施都"生病了"，到了必须改变的时候。

医学不仅是关于疾病的科学，更是关于健康的科学。不仅从治病到注重防病，更要关注人类生存的整体健康即身、心、灵的健康；不仅要关注疾病发生发展的生物因素，更要关注环境、行为、生活方式等对人类健康的影响。从整体医疗的角度，为人们设计个性化的综合健康干预方案。

疾病来自我们对事情的看法

案例：董先生　病症：突发心肌梗死

董先生，刚刚过完 51 岁生日。在一次主持会议期间，突然感到胸前区剧烈的压榨性疼痛。他急忙让司机把他送到瑞奇德医院。经检查，诊断为大面积心肌梗死。紧急进行心脏冠状动脉造影，结果显示心脏冠状动脉的一条主干堵塞 90%，我们医生及时对他施行了球囊扩张并放了冠状动脉支架。

他才 51 岁，平时很正常，还经常运动，怎么一下子就病得这么严重？！家人十分不理解，反复询问着医生。

手术把他的命救下了，这只是治疗里面很小的一部分。在余下的治疗期间，我与他进行了深入的交流，一直在讨论，从他的童年到中年，包括他的工作、婚姻、爱情，等等。他已两次离异，认为自己是个生活的失败者。

病真的是一下子得的吗？他平时真的健康吗？

董先生接受了整体医疗。在与他深入交流的过程中，他痛苦地谈道：已经有整整 23 年了，他一点儿都不知道快乐的滋味。在平时的大部分日子，一睁开眼就感到紧张。他对自己的工作状态、生活状态都不满意，甚至厌恶自己目前的样子。

面对厌烦的人际关系，令人窒息的亲人间的争执指责，他选择了逃避，陷入烟、酒、忙碌的事务中。用他自己的话说，除了运动，这个世界上没有什么是令他感到快乐的事情。

其实，在这次发病前将近一年多的时间，他已反复有过多次的胸口疼痛。有时候，他甚至希望这真是冠心病，突然离开这个世界，对他的生命来说也许是个不错的选择。

事实上，任何病都是有病因的，且大多都有一个长长的发展过程，只是不知道会在什么时候突然爆发。某种意义上，是你自己选择了是否与疾病相伴。

大量临床医学研究表明：压力是现代诸多疾病的源头。小到感冒，大到冠心病和癌症，都与压力及相应的紧张、焦虑等不良情绪有着密不可分的关系。充满心理矛盾、压抑、经常感到不安全和不愉快的人，免疫力低下，容易感冒，一着急就喉咙痛；紧张的人则会头痛、血压升高，容易引发心血管疾病；经常忍气吞声的人得癌症的几率是一般人的三倍。

包乔安医学博士在《以心疗身——先疗心》一书中说到："在心灵跟

免疫系统之间，有一种非常复杂而又微妙的双向联络系统，有一条会把盼望和害怕等各种情绪传达给身体的通道，它可以让身体在得到信号之后，有能力来防卫自己。"

我们已经了解，不管是临时的或经常性的压力，都会让身体的系统里释放出一大堆荷尔蒙来。而其中的肾上腺素和皮质醇素两种荷尔蒙，也是在免疫系统里长期驻扎的两大精锐部队。一个人在吃惊害怕或发怒的时候，体内就会产生相应量的肾上腺素，而肾上腺素有使淋巴细胞功能减低的作用，对人体细胞产生立竿见影的效应。

另一个实验：考试的压力会让抵抗滤过性病毒和抗癌的淋巴细胞减少。

包博士写道："疾病绝不是一种单纯的因果关系。虽然压力和无助感并不是每次都会妨害免疫系统，可是我们有把握推断出，每个人在感觉到有压力时就会比较容易生病。"

有越来越多的医生现在都接受压力与情绪足以影响身体的说法，可是他们却只知其然而不知其所以然，并不能真正了解其中的道理。

心理学家阿尔伯特·艾利斯说，你并不是为过去或现在正在发生的事情而困扰，而是对这些事情的看法在深深地困扰着你。

疾病并不全是我们碰上的，而是来自我们对事情的看法，来自我们所告诉自己的那些事情。生前是美国加州著名的外科兼心理医生的艾乐瑞·贝克医生说过，并不是已经发生或正在发生的事让你生病，而是你脑海里对那些事情的解释，把你整个身心机器都搞乱了，然后才会导致各种疾病的产生。

比如董先生，两次失败的婚姻对他是个巨大的打击，令他产生深深的挫败感。他认为自己性格上有缺陷，不讨人喜欢，并对自己与亲人间建立亲密关系的能力产生了怀疑。也曾尝试着去改变，但他的努力并没有获得预期效果，这进一步增加了他的沮丧和焦虑感，并进一步使他将自己封闭起来。

这种长期没有爱的、一点儿都感觉不到快乐的生活，对人性及身体的摧残是巨大的，令他在精神上也丧失了生命的意义与勇气。有时候他甚至想，离开这个世界对他的生命来说也许是个不错的选择。当你的意识深处在呼唤死亡的时候，病与死亡就距你不远了。

故思想认识上的不同，看法的不同，会造成截然不同的生理与心理反应。你脑袋里那个大药房在生产出超出十种以上的荷尔蒙来刺激你的身体，而你的心灵也的确在影响着你的肉体。所以任何干扰到生产分配这些荷尔蒙的东西，也都会对你的身体造成冲击。

整体医疗会从心灵、精神与肉体三方面来仔细观察病人，用"全盘性"的观念来帮助病人。一个专业的整体医疗师会花时间去倾听一个病人的心声和观念，懂得让病人把内心的感受吐出来。运用专业的方法，在思想、心灵的层面挖掘、摸排，找到影响病人身、心、灵整体健康的真正病因。

时间已过去将近十年，现在的董先生变成了一个快乐的人，一个自信的人。他每周打两场大运动量的网球，并已有了新的婚姻。他说，因为对爱有了全新的认识，所以他找到了自己的真爱！

他还说，是那场大面积心梗救了他。站在生死之间，那种深深触动灵魂的、对人生的审视和体悟，使他有了从内到外的改变，对事业、亲情、婚姻、爱情都有了重新的认识。他释怀了，放下了很多，而在这十年里，他得到的也比从前更多更好！

第二章

疾病始于情绪

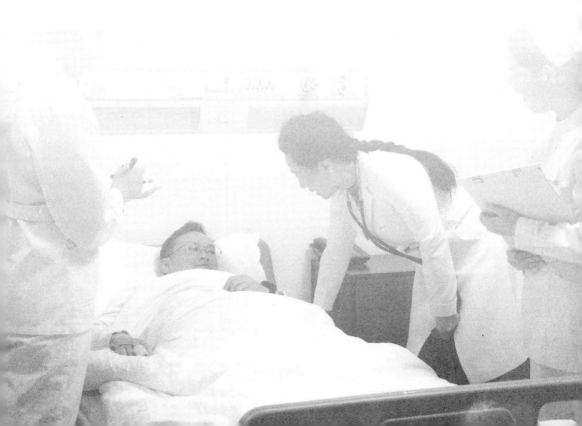

疾病始于情绪，而压力与情绪，都是我们内在信念和心结的反馈。了解疾病的精神含义是一个内在探索的旅程。这个旅程的内核是爱，放下过往那些心结，疗愈心灵，就疗愈了身体。

哲学是要去反思和揭示生活现象背后的本质或源头，而"病"带给我们的哲思也正是如此："病"是现象，它启示我们去反思和发现"病"背后的本质或源头。

没有不好的情绪，只有不被尊重的情绪；没有可怕的情绪，只有缺乏了解的情绪。实际上，身体绝大部分的疾病都是由我们的负面思想和情绪积累产生的。我国中医的古老智慧早就说过，肾主恐惧，肝储愤怒，肺藏哀伤……

现代医学也证明，癌症、糖尿病、高血压、动脉硬化、消化性溃疡、月经不调等，人类 70%—90% 的疾病与心理的压抑有关。人在受到内外的各种压力下，会产生不良的情绪对身体器官发起"攻击"。

"癌症"与长时间的怨恨有关，如果人整体焦躁不安、发怒、紧张等，令压力激素水平长时间居高不下，人体的免疫系统将受到抑制和摧毁，心血管系统也会由于长期过劳而变得格外脆弱。

我这病是被老头子气的

案例：方老太　病症：直肠癌

老太太住院时常对儿女们及医生抱怨说："我这病都是被老头子气的！"

老太太是因直肠癌住院的。一周前她大便带血，当医生的儿子很敏感，及时安排给她做了结肠镜检。病理报告是直肠腺癌，肿瘤距肛门缘几厘米，隆起型，占肠腔周径不到 1/4，肠腔狭窄不明显，病人也没有肠梗阻的表现。另在降结肠、横结肠发现三四个大小不等（0.2—0.5cm）的新生物，基底部较宽，病理诊断是息肉。儿子这样描述他多年的观察和想法：

对于母亲的病，我早有隐隐的担心，也多次给母亲做过体检。母亲自己也有这方面的担忧，常常说："我早晚要被你爸气死的！"父母一个锅里搅饭一辈子，也磕磕碰碰一辈子。谁也离不开谁，但又抱怨、拌嘴一辈子，独自出去几天就着急着要回，说："你爸（你妈）一个人在家咋办？"可见了面又吵，抱怨了一辈子。母亲在这方面的积怨很深，常常说着说着就哭一场，主要是抱怨父亲不懂她，不关心她，耽误了她一辈子。

实际上，母亲身体一直不太好，有三十多年的糖尿病史，还有严重的过敏性鼻炎、慢性咽炎，曾因胆囊结石胆囊炎、严重的子宫脱垂开过两次刀，还因小腿骨折、脊椎损伤多次住过院。对于这些病，我并不十分担心，但母亲多年的积怨一直是我的心病。我作为医生，对于精神、情绪对身体的影响还是有一些基本的认识的。

随着母亲年事渐高，精神、体力不如从前，再加上几次手术、骨折的住院，行动力大大下降，与从前的同事、朋友交往明显减少，这让过去很喜欢参加室外文体活动的母亲很是郁闷，心情时常不好，对父亲的不满、抱怨、争吵比过去更加频繁和激烈。

父亲是一位老军人、老革命，一辈子只知道工作，缺少生活的情趣及对家人的关爱，对母亲的抱怨他认为是无理取闹，或置之不理，或针尖对麦芒，用母亲的话说："一辈子死犟死犟、顽固不化！"

我从中撮合调解了半辈子。终因一无效果，二也慢慢习惯了、淡然了。信了民间一句老话：不吵不闹不热闹，争争吵吵一辈子。

直到几年前，我收治了一位老年女性直肠癌患者，与她老两口有了长时间的接触，深入的了解，他们几乎是我父母的翻版，阿姨直到去世还怀着深深的怨，才使我猛然一醒，父母这种生活状态是"病"得不轻，需认真对待。

这次病理报告一出来，我的心"咚"地一下，猛地一紧，真的是狼来了！作为一个外科医生我心里明白，母亲的手术难度倒不是最大的，最难的是彻底挖除母亲"心病"的根。

我最终找到了徐梅院长。

疾病是身体与我们的对话，身体的不适和病症是我们内心的呼喊和求救。它是火警钟，只可惜大部分的人没有真正理解这些讯号，只见"病"，不见"人"，头痛医头，脚痛医脚，甚至想办法把这个火警灯切除掉，其后果可想而知。

正像这位母亲，身体一直不太好，年轻时就有过敏性鼻炎、慢性咽炎，后又出现糖尿病、胆囊结石胆囊炎……身体一直在发出警示，但未得到重视。

卡尔·荣格说过，众神通过疾病来造访我们。老太太心中一直有怨，身体已给出各种信号，未得到及时正确的解读，甚至因"病"更加深了怨气，身体的平衡进一步被破坏，发出了更严重的信号——癌！

老太太讲起多年的怨，滔滔不绝："我这一辈子都是毁在他身上！他就是那种老思想，认为女子无才便是德，有工作就行了，主要是管好家里事。他把自己的工作看得比天都大。因为他，我没能考大学，只是高中毕业；也是因为他，我从人民教师变成了书店营业员。现在我的高中同学都是大学教授、退休干部……就只有我啥也不是！"

"他为什么不让你考大学？"我问。

"那是一九五八年，我刚上高三，当时学校停了课，全民劳动。当时我已结婚，怀了几个月的孕。天天在河里劳动，腿上、手上都肿得裂着口子，还晕倒过几次。学校规定还不允许请长假，没办法，我妈就和老李（我老伴）商量，叫他去学校给我办个休学半学期。谁知道，下学期我到学校去上课，老师告诉我，老李给我办了退学手续，我的学籍已注销，不能再参加学习与高考了。我气得直哭，回去和他大吵了一架，但也没办法挽回了。他说，学校当时不给办休学，他一气之下就直接给我办了退学。"

我说："让我们一起回到一九五八年，回忆一下当时真实的生活、工作情景，以及当时面临的最大的困难和最期望达到的目标。你认为，当时如果老李没给你办退学，学校也不同意你休学，你当时的情景还能坚持去劳动一直到孩子出生吗？"

老人有些迟疑，陷入回忆和沉思："是的，当时生活太困难，我的身体很差，每天放学回家都哭。孩子出生后我没有奶水，就把孩子送到我大姐家寄养。当时我想的就是怎样把这个时期熬过去。继续上学和参加劳动确实不现实，我经过小半年身体才慢慢调理过来。"

"在当时那种状况，你老伴是不是也做了他当时唯一能做的，也是当时最正确的选择呀！而且，作为丈夫和父亲，他受不了看自己的妻儿受那么大的苦。我来养你们！把一切担子都扛在自己肩上，这不正是一个有魄力男人的爱与担当吗？"

老人若有所思："谁都说他是个好人！吃苦在前，享受在后，工作再苦再累都不吭一声，在家也是啥活儿都干，好吃的都留给我和孩子们。

但他就是对我不好，说话难听，大男子主义，做事不和人商量。"

"是呀！老李当时要是先回来跟你商量一下，看看有没有更好的办法，若实在不行，再办退学，你也是可以接受的。"

"是的，实际上我还是很喜欢当老师的。他就是不和人商量，还一句话把人顶到南墙上。"老人不觉愤愤地叹了口气。

"我们再看第二件事，您老伴儿犯的错误跟第一件事差不多。一是没有跟你好好商量，再选选看有没有更好的单位，向组织上提提要求；二是缺乏发展的眼光，没换到一个以后发展好的单位。但就当时的情况，就你对老李为人的了解，他能那样做吗？我们若是他，我们会怎么做？我们能做到有那么超前的眼光吗？"

老人怔住了，极力地思索着。

"在那个年代，大家都是一心为公。老李又是干部，又是军人，他还是一个对自己要求很严的人。你现在提的要求对当时的他是不是太难了？他会那样做吗？他那样做了，还会有那样的口碑吗？"

"是的，打死他也不会那样做的！我现在埋怨他的是有些过了。不过，他怎么老是让我生气呢？"

"他和你犯了同样的错误！大家不但有爱，反而是深爱着对方。只是都不知道怎样正确地表达爱和领悟爱。你喜欢的爱是圆的，他总是四四方方地端上来，接受不了，这不是爱！于是大家争吵，日积月累，真的认为对方不爱你。带着这种情绪，更是互相挑鼻子竖眼，没好脸色。对你老伴儿来说，他在外面很忙，承受了很大的压力，他把这些都压在了心里自己承受。当他忙了一天回家，你每天有轻声问过他，在外面怎么样？好吗？他回到家里只想轻松一些，而你给他的都是埋怨，他能有好心情、好脸色对你吗？当然，他也有很大的问题，需要做出改变，我们会在后面的家庭训练课上帮助他，让他认识到。"

生活中的许多事情，若我们去了解了真相，就会发现很多事实都与我们原来的认识是颠覆的，这种误解与怨恨常常一生都没有机会得到解脱。

最关键的是我们要学会用爱的眼光去发现。可是，爱也很不容易。表达爱，接受爱，是一种能力，有天生的成分，更多的是需要后天学习和训练的。

疾病始于情绪。身体知道你所有的所思所想，你身体出现任何的不适与疾病，都是你内在信念和心结的反馈。一般来说，每种疾病都指向一个长期忽略的内在的情绪问题。

情绪是希望引起你关注的能量，一旦它开始在肉体中表达自己，疾病就出现了。了解疾病的精神含义是一个内在探索的旅程，关键是要逐步理解疾病的意义，只有理解它，它才会转变，情绪淤塞才可以消除。这个内在探索的内核是爱。只有爱，才能让我们真正放下过往那些心结，获得平静与喜悦。

愈病先愈心。经过一周的整体治疗，老太太的心结打开了，明显的乐观开朗起来。加上家庭及团队训练帮扶，老两口也找到了恰当舒服的交流方式，变得亲密起来。经过整体医疗的系统调整，老太太的身体条件也明显增强，为后续治疗打下了良好的基础。

一周后，我们为老太太施行了腹腔镜下保留肛门的直肠癌根治术，术后恢复很顺利。病理报告未发现肌肉层浸润及远处转移，未行放疗、化疗。继续行常规及整体医疗一周后痊愈出院，目前已三年多，多次复查，未见复发征象。

疾病到底想要告诉我们什么

生命就是一场悟！生命的过程就是修行的过程：人们在事中悟，若事不能让你悟，生命会让你在痛苦中悟，直至，更大的痛苦；还不悟，生命会让你在病中悟，直至，更重的病；还不悟，生命最终会用死亡来唤醒你。

亲爱的身体是我们最忠诚的朋友，一直用各种各样的方式提醒我们看看问题的根源，它是帮助我们觉察的最佳伙伴。

我的一位医生同行的女儿，在七年前体检查出乳房右叶实性包块，大小约如核桃。从 B 超及核磁上的特征来看，不能排除外恶性，所以医生建议手术切除。实际上，她当时咨询过的专家差不多都是如此建议，说越快手术越好。

病人的母亲自己就是外科出身，做过很多的乳房手术，对此当然心知肚明。一家人纠结的是，作为当地政府特殊人才引进的女儿，为了不辜负重任，至今尚未结婚生子。如果手术，必然破坏乳房的美观，令人担心后患无穷。母亲带女儿找到我。当时我已投入整体医疗五年的时间，对疾病有了全新的认识。我努力使女儿冷静下来，让她先想清楚下面两个问题：

疾病是身体与自己的对话。它想要告诉我什么呢？
手术需要马上进行吗？我自己做好准备了吗？

身体和内在是会通过各种各样的方式与我们沟通的，绝大多数的疾病都是因为情绪。所以，请停下来，听听自己内在真正的声音。

这次的疾病给了她一记当头棒喝：回国的初心是什么？当初离开一帆风顺的国际机构一个重要的位置，义无反顾地投入这从零开始艰辛之路的信念是什么？它动摇了吗？变色了吗？为什么会有这样的焦虑担心？通过沉静的反思，仔细地区分，女儿逐渐有了清醒、客观的认识：原因在于自己。随着机构的发展，自己也背负了越来越多的东西，看具体问题、困难的时候，"我"的位置也越来越大。放大了困难，消弭了信心。

她发现，在重新创造的过程中，身边聚拢了一批志同道合的战友，一起为了一种信念忘我奉献，且一步步靠近。这不正是我们的初心？这难道不可喜可贺吗？

爱与慈悲的事业，感召、参与的人越多越好。那些在女儿单位受过正规培养、熏陶的许多人辞职走出去，不正是对这份事业的宣传影响吗？也是对女儿这些年人才培养的肯定！许多走出去后来又回到本单位的员工，不也从另一方面证明，女儿自己的回国宗旨与信念对他们的感召吗？

病是给我们一次重新认识自己、认清事实的机会。女儿释怀了，放下了"我"，便会轻松前行。你是阳光，周围便是温暖。自己的心态变好了，周围的气氛一下轻松愉快起来，又反哺给我们巨大的信心与力量。她的睡眠也好起来，加上营养均衡，每天5公里快走。对乳房的瘤块，战略上藐视，战术上重视：每过两三个月复查一下，严密观察。

肿瘤开始变软，变小，一年后，肿瘤消失了。这些年，女儿在不同医院的多次检查中都未再发现。

情绪会令身体发出哪些报警信号

现在人们不仅累身更累心，生存压力令许多人越来越情绪化，有些情绪连自己都没意识到，但身体却早早地发出了"报警信号"。

首先，胃肠道被认为是最能表达情绪的器官，心理上的点滴波动它们都能未卜先知。很多人都有这样的经验：一遇到紧张焦虑的状况就会胃疼或腹泻，尤其是压力大的时候根本吃不下饭。

其次是皮肤。对许多人来说，紧张时头皮发痒、烦躁时头皮屑增加、睡不好时狂掉头发，还有反复无常的荨麻疹、湿疹、痤疮，都可能是长期不良情绪带来的后果。

再次之，就是内分泌系统。女性的卵巢、乳腺，男性的前列腺最容易受到不良情绪的冲击。

既往那些我们不愿面对的痛苦经历，以及我们人类最深层的渴求会以潜意识的形式潜藏在我们意识深处，最终以身体的病症表现出来。

美国著名的精神神经免疫学的科学家甘蒂丝·柏特（Candice Pert）提供了一个科学上的研究突破，她发现那些包含情绪的分子分布在人体全身，而不只是像传统老派的科学家以为的，那些包含情绪的分子只存在头脑里。这项科学上的突破，让我们理解到情绪储存在全身各处。

这些承载情绪的分子储存了一生所有的经验。过去卡住的感觉与情绪，无论头脑记得与否，都会保留在这些细胞里，创造了我们的潜意识。因为这些情绪分子 / 细胞在我们的全身，所以身体就是我们的潜意识。

身体储存了所有过去的经验带给我们的影响和反应，就好像计算机一样能够纪录我们所有的体验。尤其是那些让我们难过、痛苦、不想回忆的经验或创伤。例如：强暴的恐惧、暴力的惊吓、失亲的悲哀、失业的焦虑、被遗弃的慌张，这些负面的经验尤其会被我们压抑到潜意识里。

我们压抑到潜意识的情绪如果没有被释放掉，就会被累积在身体里，显现为紧绷、酸痛以及其他气阻塞的现象，长久时间下来会变成内伤、疾病与细胞病变。

长久压抑我们的负面情绪，除了会造成疾病之外，也会影响我们内心的状态、个性与生活模式。没被释放的情绪容易把我们困在黑暗里，造成易怒、暴力、逃避、退缩、忧郁、麻木，等等。

我们的身体是有智慧的，我们要学会去聆听它的声音。疾病则是一次警告，到了必须向内审视，做出改变的时候。如果我们在这当中一次又一次的忽略，未病就会变成已病，进而变成重病。

第三章

疾病的警告

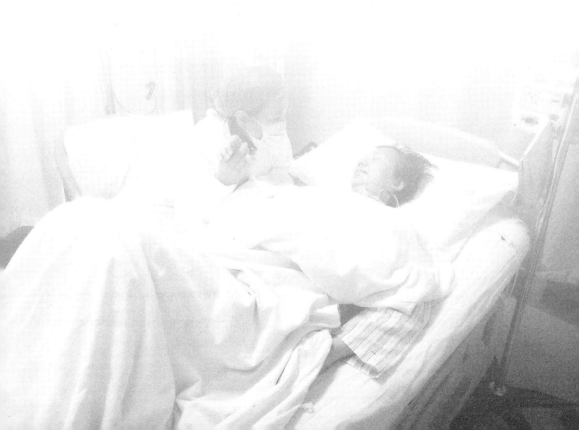

生命是一所学校。我们在其中的每一次遭遇，都是一个实现改变和获得帮助的机会，包括疾病。我们常常误读生命中所有发生的意义，忽略了期间的生命功课。疾病是最后的棒喝。

很多人说疾病就是让我们来受苦的，但是疾病另有他用。"疾"是病字头下面一个"有的放矢"的"矢"，指的是被暗箭和明箭重伤我们的身体，所以它来自外部；"疾"也代表了快速、迅速，指的是被外界的因素伤害，它既可以来，也可以走。

病就不一样了，是病字头下面一个"丙"。在《易经》当中，"丙"指的是丙火，丙火指的是我们的内心和认知，所以"病"是由心而产生的。特别是《黄帝内经》里面讲到"有其内，必诸行其外"，病是我们内心的问题在外部的呈现，所以它是难治的。

所以我们知道了"疾"和"病"的区别，它们的意义是不同的。"疾"是可以从外部改变的，但"病"却要从内心的改变开始。我们生命的这场旅程是来成长的，不仅要去成长能力和生存的技巧，更重要的是要成长我们的智慧。

智慧如何成长？其实无非就是几条路径——行万里路、读万卷书、遇高人。但是疾病才是我们成长的真正契机，所以我们得出的结论是：疾病是一场警告。大病大警告，小病小警告，警告我们，到了要转变的时候。

疾病对个人的警告——走向真正的内在成长

案例：李先生　病症：肺纤维化

这位先生是一家企业的老总。十年来他经常感觉到疲乏，尤其是到了下午4点以后，好像脚都提不起来，非常累，精力难以集中。睡眠障碍也十多年了，而且乏力的症状越来越重。

虽然每天他都跟常人一样出现在他的工作场所，主持会议，组织大家攻关，但是别人会看到他的脸色在变化。他去医院做了一些检查，发现血液中几种肿瘤标志物都有所升高。所以医生告诉他，按照科学的解释，这说明在他的身体内部有肿瘤的代谢物产生，只需要假以时日就很可能会形成实体瘤。但就目前来讲，他的实体瘤在哪儿却是找不到的。

在传统医学当中，这种情况是没有药物可以预防的。在一年前他就开始出现顽固性的咳嗽。为此他吃了很多的西药和中药，包括中枢的镇静、镇咳药，都没有起作用。每次他咳嗽一直到呕吐，症状才能有所缓解。

尤其在主持重大会议的时候，他会咳嗽不停，既影响了工作，又影响了生活，所以他才不远千里来到昆明找到瑞奇德医院。

我们看了李先生带来的将近有三公斤的检查资料，在这些检查报告里唯一发现的影像学报告就是肺上有一些纤维化。

我们给他做了一个简单检查，发现李先生正处在一种极度的压力状态。当时我问他，当你知道如果患上特发性纤维化，也许只有一年的生存时间时，你的心情是怎样的？他的回答让很多人都很意外，他说："当我听到这句话，我一下子觉得很开心，很宁静，甚至还有几分窃窃自喜。"

"为什么会是这样？"我追问道。

他说："我感觉我可能有了一种可以超脱的机会……"

通过仔细地检查诊断，结合所有循证医学的数据，并通过生命密码来解读他这一生所走过的历程，事情就变得很清晰了。在他的生命密码当中，他是一个对自己极度苛求的人。他不仅对自己严苛，对外界的人和事也是极度苛求的状态。谁敢接近他，又给予他爱呢？没有了爱的滋养，他的内心只能够把工作当成是年复一年、日复一日的负担。

我们一起讨论了他生命密码当中蕴含的成长功课。最后得出了结论：李先生现在出现了这么多肿瘤标志物的增高和顽固性的咳嗽，**其**真正的原因在于他的长期应激。

于是，我们便针对这一病因进行了治疗。三天的时间，李先生的咳嗽就消失了。他出院的时候，也就是他来到昆明的第七天，所有的肿瘤标志物都有了显著下降，其中有四个已经完全正常。出院后一个月，李先生回到当地复查时各项指标已经全部正常了。

他与我分享他在这个疾病当中收到的警告："虽然我在人生当中有各种的汲取，却从没有真正做过自己。我生活在父母对我的期待中，生活在妻子儿女对我的期待中，生活在公司的员工对我的期待中。我从未真正去思考过内心的感受。今天我可以告诉你，我完全脱胎换骨，变成了另外一个人。"

其实人对自己的认知有三个维度：别人眼中的自己，我们眼中的自己，真实的自己。这三个自己如同盲人摸象，站在不同的角度看到的东西是完全不同的。在刚才这个案例里面，我们也邀请了李先生的家人一起来做治疗。当时我让李先生的儿子评价他的爸爸，他说："我爸爸是个110，他无所不能，就像一个 superman，什么事情找到他，他都能解决。"然后与他妻子的对话就更加令人意外，她说："在这个世界上每个人都需要他，但是他不需要我们，在他的生活当中我们都是多余的。"

但是当我们真正回到李先生完整的生命内在来看，其实他是一个需要爱、能收到爱的人。他的弟弟说，他从来没有表露过他的真实感情，他常常处于工作状态，很少听到他有什么要求，有什么期待，就连他的笑都是矜持的。因为他给自己确定的任务就是为别人答疑解惑，成为人们的榜样。

他的疾病就是来自内心的呼唤，呼唤内心被"抑制的爱"解放，所以当他把内心灵魂深处的需求表达出来的时候，整个生命能量状态就不一样了。他把他现在的生活状态的照片发给我，我简直不敢相信，他已经完全变成了一个欢喜的人。

案例：罗先生　病症：急性心肌梗死

这位先生是中国防水材料领域的一位专家。十年前他因为大面积心梗在我们医院抢救，因为来得比较及时，我们对他紧急进行了多学科的治疗，心脏血管的冠脉造影，球囊扩张，还放置了一个支架，使他的生命得以存续。但是在手术当中我们发现，他心脏左右冠状动脉的主干起始部有严重的狭窄。这种狭窄90%以上发生在主干上，令他随时有死亡的可能。

罗先生询问他当时的医生，他还能活多久？医生告知他，一年内再次梗塞的几率超过40%，如果再次急性心梗，治疗的难度更大，死亡风险更高。

带着这份沉重的预后心情，他辗转了多家医院，最后又回到瑞奇德医院接受了两周的整体医疗，通过生命密码的解读及病因的探寻，他站在更高的维度看清了他的过去、现在和将来。他明白，如果他不改变，其实他的生存时间也就是一年多。

可贵的是，罗先生对人体自愈力有一些基本的了解，让我们的沟通进行得特别通畅。再加上他是个很有愿力的人，工作之余做了很多的慈善工作，所以他对生命的体悟是独特的。

最让人震惊的是他出院之后的一系列决定。以前他不让孩子参与企业的核心管理，因为觉得他们才华不够，德不配位。这次出院以后，他把公司交给了孩子，但他把公司里面所有的现金都拿走了。他跟孩子们说，如果你们能成事，留给你们钱就没有意义；如果你们不能成长，留给你们钱就害了你们。他还把原来的大别墅也卖了，与妻子一起搬到了一个只有十几平方米的小房子里。他把这些所有的现金用来赞助云贵川的孤儿，为他们创办学校。从他第一次心梗到现在，已经过去了近十年，没有复发。

生命一旦在更高维度上觉醒，他的生命能量状态就会完全不同。我感慨于他的成长和觉悟带给身边人的改变。他说："原来我以为来到世上，就是为了让自己和家人衣食无忧。但这场疾病却警示我，其实我们来到这个世界上还有更重要的任务。通过这场疾病，我意识到其实财富是命运交到我这里暂时保管的，如果财富流向你，就说明有更大的任务在等待你。"

当时我们在研究他的病因，很有趣的一个发现是：虽然他的人生成就不错，但是与他内心真正的期待是不相符的，他内心向往的事业还没有真正开始。这场生命的考试若是没有通过，或许他等不到达成的机会就得离开人世了。

疾病对家庭的警告——从生命密码看每个成员的功课

在这趟生命历程当中，一路走来，家庭成员将在不同的时间点进入，人来齐了，大家就共同开启了一段生命的特殊旅程，当然生命的功课也因此开始。在这趟生命历程当中，我们有共同的功课，而疾病是提醒，更是衡量其完成目标的一把尺子。

在整体医疗的十六年当中，我们面对一些愿意接受病因探索的病人，通过对一个家庭所有亲密关系的成员的生命密码合在一起研究，病人、配偶、子女、双方父母、兄弟姐妹……当把大量的生命密码集合在一起时，我们发现所有的成员都是被精心地安排在这趟生命历程中的。经过八万多例病人及家庭的生命密码的解析，我们发现了一些共同之处。

第一，每个家庭的成员之间的能量和能力是彼此匹配相当的；第二，每位家庭成员在家庭团队中都是各司其职，彼此无法替代的；第三，在我们的生命历程中，整个家庭团队是一个共修的团队，但每个人任务的难易程度是不同的，任务大小也不同。最重要的是，在这趟历程中若要达成最终极的目标，我们可能要通过"九九八十一难"。

从生命密码当中看到，每个家庭都担负着关于爱恨情仇、悲欢离合的考题，而疾病是当中的大考。在医疗案例当中，我们发现得病的通常是一家之主，他们是大病的重要患病人群。一家之主的特点是：身为家庭的靠山，是家庭主要的经济来源，同时也是家里的主心骨，是当地或行业中德高望重的人。

案例：刘先生　病症：肝癌晚期

许多年前的一天，刘先生夫妇俩出现在我的办公室，在这之前的半年多，他们已经在几家医院被确诊为肝癌，并且已经有门静脉的癌栓，在临床上这是肝癌晚期的标志。

医学上认为这样的疾病预后是很差的，大部分病人存活的时间就是一年左右，甚至半年。但老先生不甘心，他还不到 70 岁。他在几家医院接受了肝动脉栓塞治疗，接受了七次化疗，肿瘤依旧在发展，所以他来到了瑞奇德医院。

他告诉我："我不怕死，但我的责任未完，我要照顾我的老伴，我要帮助我的孩子们，我要带孙子，我要见证我的孙子们上大学，所以我还不能死。虽然医生说我只有一年时间，但是我决定再拼一次。15万元，这是我治病的全部费用。如果治疗超过了15万元，就请您放弃我后面的治疗。"

我问了刘先生和妻子一个共同的问题："今天你们来到瑞奇德医院寻求整体医疗，是你们家庭的共同决定吗？"老先生告诉我，这是他的决定，妻子也支持他的决定。

我问他们，家庭中的孩子们知道这事吗？历经了两家医院近半年的治疗，夫妇俩都瞒着三个孩子独自承担着。我又问他们，为什么要这样？他们说，因为孩子工作特别忙，工作压力太大了，不愿意给他们增加负担。这是他个人的事情，与孩子们无关。

我当时很惊讶，跟他明确讲了手术风险和死亡率。这样一个重大的家庭生命事件，怎么能没有家庭成员的参与呢？那天我们花了将近一个半小时来讨论家在人生命当中的意义和价值，最终达成了一个共识：必须让孩子们了解一切。

他最后同意这个观点：孩子实际上是家庭成员里边最重要的部分，他不可以剥夺他们作为孩子最基本的责任和义务，也不能剥夺他们的知情权。在几天以后，我见到了他们所有的家庭成员。

孩子们特别震惊和委屈，在长达半年的时间内，他们竟然完全游离在父亲这个重大疾病的治疗事件之外，这令他们无法接受。我们花了很多的时间来面对现实，最终孩子们的决定是非常清楚的，如果生命只有最后一次机会，我们愿意和父亲同舟共济，一起来争取最后的机会。

手术安排了中国肝脏外科著名的教授来做。手术的过程很艰难，虽然顺利地切除了肿瘤，取出了门静脉的癌栓，但无论怎么说这毕竟是一个肿瘤晚期的病人。所以专家手术后非常耐心地告知家属们，手术很成功，但我们只能切除肉眼可见的肿瘤，留存在组织内的肿瘤与癌细胞还会继续发展和扩散。由于癌块大，而且发生了肝硬化，病人的预计生存期大致是一年左右，希望家属做好相应的思想准备。

手术结束后，刘先生继续接受了整体医疗，我们从身、心、潜意识三个维度，多个学科入手，进行了跨领域的治疗。在病因治疗中我们发现，在整个成长过程中老先生作为生命的主角，他的一言九鼎决定了家中所有的大小事务，甚至设计、规定了所有成员的现在和将来。

老先生自己也发现，他抢夺了孩子们生命中重大决策的权利，甚至剥夺了他们成长的机会，让他们的成长受限。

病人的护理虽然有专业人员的陪伴，但亲情的陪伴是我们治疗当中最重要的一部分。以往孩子们或者老伴跟他在一起，都不知道哪句话该跟他说，他们相处的主要方式就是彼此沉默。

因为每个家庭成员抛出话题时，老先生都早已形成他的要求和建议，其他人只能选择顺从与附和。而在治疗当中大家的共同话题开始多了起来，孩子们在他面前不再是要么玩手机，要么保持沉默了。

我们在治疗中发现，一个家庭的重要人物和中心就是家庭成长的班长，是一位引领者。他在当中的成长速度，会直接决定家庭成长的速度和广度。

出院以后，每一年刘先生会在家人陪伴下来瑞奇德复查。老人家的决定已经越来越少了，每件事情都会听听孩子们的意见、老伴的意见。他学会了倾听，学会了尊重。而且孩子们的成长远超出他的期待，他才明白了，原来孩子们是青出于蓝胜于蓝，完全颠覆了他原本对他们的认知。

比如他以前最担心的小儿子，在他眼中很脆弱，能力很弱，身体也不太好。但是我们解读这个家庭的生命密码，发现其实命运给予他儿子的才华和他相比一点也不少，甚至是有过之而无不及的。

在处理很多他认为的棘手问题时，原来必须他亲自掌舵。而当他把决定权交给了儿子，才发现儿子的决定和最后的结果是他不敢企及的。

又因为老人家特别爱历史，也特别喜欢文学，所以我们在治疗当中也有这样一些专业人士的参与。所以在他住院的整整 21 天我们是非常繁忙的，从专业技术、能量、历史的维度和人文的维度进行人物的剖析，找到与他们家庭的关联。

在这个过程中，他发现其实他原来的认知是非常局限的。再加上我们的整合医疗中一些应用心理学的训练，让他一次次看到自己过去的局限性，这种积累发生的突破是翻天覆地的。

案例：王姓家庭　病症：心梗 / 肝癌 / 肺癌

1943 年，马斯洛先生就提出了需求层次的理论，其大致可分为三个维度：生理需要，安全需要，价值实现。而在疾病的治疗当中我们发现，疾病的警告其实是告知目前整个家庭的成长到了哪个维度，是停留在生理需要的维度，还是到了安全的维度，还是已经到了彼此成就价值的维度？维度不同，家庭里边产生的疾病状况也会有所不同。

在家庭团队中，我们经常看到关系密切的亲人同时或先后患病，甚至同患重病、遭受意外。比如说这个案例，家庭中的父亲突然大面积心梗，来到我们医院抢救，因为时间窗只有 90 分钟，所以我们对他紧急实现了多学科的治疗，然后球囊扩张介入，放置了一个心脏支架。

当时我们就建议他进行一个关于病因的多维度多系统的整体医疗，但是家属觉得临床上已经治愈，且症状消除，生命无恙，就选择了回家服药进行预防。可就在父亲得病后的第二年，家中大女儿的丈夫在医院发现了肝癌晚期，从诊断到去世仅仅三个多月时间。

这个事件对一个关系非常亲密的家庭产生了重大的打击，让家庭受到了一次重创。但事情还不止于此，三年前家中的二女儿，来我院进行例行体检时发现了肺癌，当时她选择做了肺癌的切除手术，手术很成功，术后也接受了放疗化疗。

我一直邀请她接触整体医疗，但她感到肺癌已经切除，就没有进行整体医疗。时间过去一年不到，这个家庭的母亲又确诊了子宫内膜癌的肝、肺转移，这位阿姨坚持治疗了不到一年的时间，也去世了。

后来，家庭中的弟弟由于急性肠梗阻中毒性休克来到我们医院进行抢救。抢救成功后，这个家庭对整体医疗多了一些了解，所以这次全家所有成员就在医院做了个体检，体检当中发现没有一个人的健康情况是乐观的：父亲虽然心梗目前无大的发作，但心脏功能不全的症状不断，胸闷、呼吸困难，他走 100 米都觉得呼吸吃力；二女儿的肺癌复查也发现多项肿瘤标志物增高，其实她已经到了可能复发的边缘。家庭的其他成员同样也有各种异常指标产生。

除了医学科学的检查及诊断，我们把他们全家的生命密码进行了解读：为什么会发生这样的功课？命运为他们家庭设计了哪些意外？涉及哪些病？在什么时候发生？最终他们达成了共识：如果不来面对家庭的共同成长，还只是在术的层面去解决问题，这些事件还会依次发生。在治疗当中整个家庭有很大的成长，才短短的三个月，家庭的所有成员的指标几乎都趋于正常。

这个家庭很有意思，每个人的才能都很出众，在他们各自所经营的领域里面，按照世俗的标准都是非常出色和成功的。但是，每个人都以他自己为中心特立独行地前进，而整个家庭无形的成长、生命的成长在几十年内都被忽略了。

他们抓得住有形的事情、名利，却忽略了生命当中关于"慧"的成长，忽略了接纳、宽容、倾听、爱，包括慈悲。他们都很善良，但缺乏彼此的沟通和尊重。他们意识到浪费了太多的生命。在家庭的组合和团队里面，他们一旦觉醒，能量就会是巨大的。

女儿说，他们的家庭在这个过程中凤凰涅槃，成了一个新人。如果人有两次出生，肉体出生是人获得的第一次生命的话，这场疾病的警告让他们获得了第二次生命，是重生。

再谈到疾病对家庭的警告，在疾病的观察中，人生最难的功课实际上是夫妻双修。在婚姻家庭中，为什么多数伴侣之间的表现要么是冷漠，或者是不停歇争吵？其中对抗后的冷漠和无视是造成疾病的重要因素。我在对许多病例的观察当中发现，很多夫妻在夫妻关系以外都是非常成功的，是合格的员工、领导，还可能是合格的父母、子女、兄弟姐妹，但是到了夫妻的双修当中，常常交出令人失望的答卷，而且这是生命中的一种常态。

夫妻有三个维度，我们可以借此判断一下我们的夫妻关系到底是什么样的状态。第一个维度，婚姻是基于基本的生理需要，包括性的需要让我们结成夫妻。这种夫妻是最常见的。

第二个维度，就是我们的安全需求。所以大多数人说我们的生命里面需要有个家，是可以疗伤的地方，可以躲避外部侵害的一个地方，所以安全需要就变成大多数人的选择。

第三个维度，就生命成长来说，夫妻双修才是关键，所以灵魂伴侣是爱情的最高境界。灵魂伴侣的标志就是彼此欣赏、彼此成就。其实，这也是我们大多数夫妻都期待的高度。但是很多病人都和我说，徐院长，你提的高度真是高山仰止，可望不可及。

我们最爱的人常常是和我们关系最密切的人，但是关系最密切的人又常常是我们最大的功课。在生命密码的解读里可以清晰地看到，没有一对夫妇是萍水相逢、偶然遇见的。

我们常常会惊讶地读到一些生命密码，妻子的密码是丈夫的翻版和克隆，丈夫的密码是妻子的翻版和克隆。他们的密码表现形式不同，但几乎里边的能量流转是一模一样的。这样的夫妻非常多见，虽然他们的外部呈现是不同的。人与人的不同不仅在于相貌，根本的差异是认知。

比如说，丈夫主要是以水的方式呈现，而妻子是以火的方式呈现。按照传统的观念大家会认为是水火不相容。其实不是真相，这是他们爱的表现形式，一个是用水的方式，上善若水；一个是用火的方式，热情似火。但是人们常常有一种奢望，我是水，我就要把他改造成水的模样；我是火，我就要把他改造成火的模样。

生命中最大的难题是想改造对方。我们在改造对方的时候，常常忽略了生命当中重要的功课，丢掉了爱和慈悲，只是在行为、方式、情绪细节上去改造对方。我们常常会要求你做事要怎么样，你说话的方式应该是怎么样。

爱被一个个具体的要求所束缚，被冷却。丈夫回家不跟我说话，要么看手机，要么看电脑，要么就沉默不已，多冷漠！我内心是火，但是面对一个冰冷的人，我的内心充满了委屈和绝望。

但是在病因探索治疗的过程中，每一个家庭中会发现，不是他冷漠，不是他不爱，是我们彼此在苛刻，彼此在用自己的标准要求对方。到底该如何做呢？要站在更高的维度去厘清生命当中的目标、课程和需要。

在瑞奇德医院，因为整体医疗的帮助，有4896个家庭重新找回了爱，找回了婚姻，让家庭圆满。其中有一对夫妇已经离婚了21年，然后家庭又重新复合，其实爱一直在那儿，不增、不减、不灭，只是我们怎么让爱能被感知到，这是生命中最重要的功课。

在每一个家庭团队的生命历程当中，种种的安排都是成长的关键点。遇见了，就是我们觉醒的时刻。如果我们能充分地发现对方照给我们的镜子，在镜子里面就能照见关于我是谁，那么我们的成长就会快速得多。

在家庭生命这趟旅行中，我们这个团队到底要去到哪个方向是非常重要的。很多家庭在日常与孩子交流时，都希望孩子成名成家、才艺双馨、有钱有势。但如果这个维度是家庭的主要方向的话，他们遇见的考试就会不断地在这一维度重复发生，直到我们认清真正的生命功课。

但是如果家庭的目标，定位在人生的觉醒，定位在一起找到幸福和快乐，定位在关于爱和慈悲这样的人生目的，那么这个生命的历程就完全不一样了。

很多人都会问，我愿意快乐，但我如何才会快乐？觉醒的生命就是快乐的。因为无论任何事情发生，我都能不以物喜，不以己悲，这就是疾病带给我们生命警告的意义。

疾病对社会场的警告——你的力量可以改变场的状态

2016年《新英格兰杂志》做了一个研究，报告中显示，在全球超过

25 岁以上的人中，中风的发生风险有 25%。而中国人在 25 岁以后中风的风险是 39.3%，超过世界的平均水平，也就是说每五个中国人中就有两个在 25 岁以后具有中风的风险。

杂志也同样报道了另外一个数据，全球在 75 岁以前癌症的平均发生率是 21.4%，死于癌症的可能性是 17.7%，人类的寿命长了，但同时我们现代人患上慢性病的几率也大大提高了。

我们都走在自救的路上。在我们的生命旅途中有一种存在，看不见，但是每个人都能感知。比如说我们初见一个人，喜欢不喜欢？很快就有了答案。当你不喜欢他的时候，其实那个人同样不喜欢你，不需要任何的交流彼此都能感知到。我们初遇一群人，其中有些人让我们感觉舒服，有些人让我们感觉不舒服，舒服的程度决定了我们愿意跟他待在一起的时间长短。

在整体医疗探索的十六年历程当中，经过对人的感知的不断的训练和观察，我们医院的医生护士每天查房进到病房，就能感受到病房病人的状态和家庭的状态，可以感受到疾病的严重程度、可治的几率，甚至是预后的情形。这种气息有人把它总结为"场能"，任何物质其实都具备相应的场能。

在这么多年的实践当中，我们发现疾病和患者生活的环境和工作的环境是密不可分的。比如说我们对一个单位将近 40 个人做了一个体检，体检的结果让人很惊讶，在这个不到 40 个人的团队里面，甲状腺肿瘤的发生率出奇的高。其中有 7 个人已经达到了 4 类病变，存在癌变的可能。进一步甲状腺穿刺病理检查后，其中有 5 个被确诊为甲状腺癌，都做了手术。同一个团队得的几乎是一样的病，足以说明工作环境对人的影响，这个因素不可小视。

有些学者对人群的流行病学做了一些调研，有文献报告称，教师发生乳腺癌的几率较高，尤其是在高等学院中。我们在易学的生命密码的解读当中，发现在生命历程中的同行的人，如你的同学、朋友、同事，甚至合伙人和知己出现在你生命当中，意味着你们有着共同的功课。

案例：黄先生　病症：膀胱癌

黄先生是一个学者型的企业家，他在当地一个很好的医院做了一个微创的膀胱镜下癌肿切除手术。但是手术后七个月就复发，紧接着他又再次做了膀胱镜的肿瘤切除。术后不到三个月，癌症二次复发。所以他千里迢迢来到了瑞奇德医院。

二次复发其实没有任何选择的余地，在专科治疗上就是建议全膀胱切除。但切除后就要忍受两种结果：第一，没有了膀胱，两根输尿管就要接通在肠管上，用肠子来代替膀胱的功能，未来很可能要面临反复的感染；第二，把输尿管直接接在腹壁上，尿液从腹部表面排泄，那么他就要忍受尿液随时流到腹部，尿的异味。

对于他来说这两个结果都是不可以忍受的。因为他那个时候才50多岁，他觉得这不是他要的生活。因此我们没有给他做膀胱全切，依然给他做了膀胱镜的微创肿瘤切除。

但是在所有病因及生命密码的梳理当中，我们发现他有个最大的课题一直在回避，是他少年时候的一位同学。在病因治疗里面，最重要的就是把他已经将近十年没见面的发小请到了治疗当中。

经过长达一个多星期的病因治疗，他的功课得以顺利完成，并顺利康复。现在已经九年没有复发，是一个完全的癌症治愈者了。他告诉我，出院的时候我留给他的功课"不以物喜，不以己悲"，他做到了。

案例：两位青年　病症：车祸重伤

几年前在另外一个省发生了一次大的车祸，这次车祸里的一群年轻人，五个当场死亡，两个重伤。其中两个重伤的病人一个 27 岁，一个 21 岁。当地医院进行了拼尽全力的救治后，希望他们尽快转到更有实力救治的医院，或许还有一线生机，所以他们的单位和家属赶到昆明来寻求救治，当时正是除夕夜。

两个年轻人的伤都涉及四个以上的专科，这时要形成一个系统性的治疗是非常有挑战的。最后他们找到了我们，两辆 120 救护车连夜跨省把两个年轻人送到了瑞奇德医院。我们组织了云南、四川、重庆和上海的专家，都在当晚赶往瑞奇德。那么一场紧急救治就开始了。

这时候病人的家属和朋友大量涌入了医院，ICU 外充满了激动、悲伤、痛苦、绝望的情绪。大家有责骂、有自责、有抱怨，状态混乱。两个年轻人的生命气息却越来越少，这时已经赶到的专家也有了很多的焦虑和担心。在这样的情况下，医患关系承担着非常大的风险。

所以这个时候我决定做一件事情，把已经来到的几十位家属请到了会议室，用 X 光片、检查数据仔细地跟他们进行了病情告知。另外，请专家们拼尽全力救治，剩下的事情由瑞奇德医院来承担。

到了会议室，我跟家属讲清了病情和现在救治的困难。我对他们说了一段话：各位家属，我们的目标是一致的，都是为了这两个年轻的生命。我们现在只能选择相信，为这两个年轻的生命祈祷。如果你们能保持内心的平静和安宁，就是对这场救治战役最大的保障，我请求你们的支持和帮助！

这群人逐渐安静下来。很有意味的是，同时手术的状态也开始好转。在这当中，可以看到一个能量场对另外一个能量场的影响是巨大的。

第四章

疾病的转化

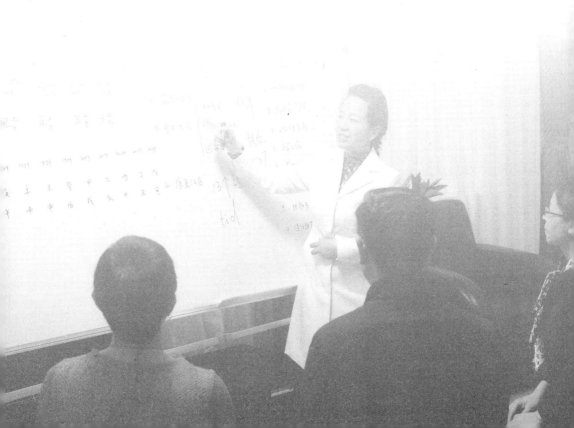

没有偶然的疾病。每一次疾病的发生，都是一个契机的发生。它帮助我们更深刻地认知生命，也帮助我们成长。整体医疗治疗的不只是病痛，更重要的是我们看待生命的方式。

我们医生不仅要自己懂得疾病对人的警告，更重要的是希望更多的大众明白身体与自己的对话。中国人是最含蓄的民族，以隐忍为美德，特别是中国的男性。他们的慢性病的发病率和全球同年龄段的男人相比是很高的。为什么？忍！所以表面看上去都很平静，但他们承载的东西是最多的，压力是最大的，而且是最不可说的，这样疾病就更加被压抑了。

生活中有些人突然被查出了癌症，其实只有被突然诊断的病，没有突然产生的病。人类的疾病到今天几乎是慢性病为主了。所以疾病一次次在你的生活当中，你的家庭，你的爱人，你的孩子，你的父母，你的工作，在不断地发生一些迹象，其实都在提醒我们去找回"你是谁"。但我们一般只会把它当成一个事儿、一个困难来解决，很少想到它对我们的提醒。

疾病中的我——生命重启

案例：69 岁男性患者　病症：肝硬化

四年前，有一天晚上，已经是凌晨的一点多钟。我突然接到一个电话——这是一个越洋电话，病人的女儿从美国旧金山打电话给我，请求我一定帮帮她父亲。她父亲现在肝硬化出血，在一个医院抢救了四天，但是今天晚上的出血已经完全控制不住了，临床上被宣布不治。

我在电话里面进行了短暂的评估，认为转院是非常困难的。但是女儿很果断地说，徐院长，我请求你无论如何要救救我爸爸，在路上死亡，或者到你的医院死亡，我都能接受，因为这是我对爸爸最后一次——也可能是此生唯一一次履行义务的机会。

然后她把她母亲的电话给了我。我马上就打电话了解基本病情，又请他的主治医生接电话来了解情况。通过沟通我了解到这个病人的肝硬化其实已经多年了，反复发生消化道大出血住院抢救，最近四天经过抢救，目前血色素只有 4 克，严重的急性休克，重度贫血，还有大量的腹水，黄疸，肝功能衰竭，而且凝血功能已经出现障碍。我们都知道在循证医学上到了这一步，其实在临床上已经无计可施。

但因为女儿和妻子强烈要求，她们说即使救不了，也希望能在一个充满爱和温暖的医院进行临终关怀。我们只得派了一个医疗小组，在家属签署一系列的文件之后，包括路上死亡、转院死亡这些后果的知情同意书后，将病人转到了我们医院。

我们知道这个病人的状况非常严重，他一口出血就几百毫升。首先我们做了胃镜下的出血套扎术，但在胃镜上看到他除了食道和胃底静脉在出血以外，整个胃黏膜都在出血，就明白能治愈的希望几乎为零。

我们给病人做了抗休克的治疗，第二天，病情开始有些稳定了。然而这恐怕是死亡前的宁静，因为大战役之前通常会有一个短暂的平静期。女儿和她的家人再次与我们做了沟通，希望能用整体医疗通过寻找病因的方式来进行治疗，只要有一线希望他们都不放弃，因为爸爸只有 69 岁。

从医学的角度来解读生命密码，通过健康、疾病科学具体数据的验证，每个人有一个"命"，有一个"运"。"命"是我从哪里来，我到哪里去，我将会在何时遇见谁，谁和我相伴多久，何时离场；"运"是我为什么会得这个病，何时发生，当然也会告诉我们如何治疗的方向。"运"是我们一生所走过的四季。

我们在大量的研究中发现，人有两种运，即病运和药运。很神奇，远古时期华夏圣贤们发现的这套自然及人的数术规律，在与今天医学科学结合，共同探索疾病与人的关系上，其实也是很清晰的。生命的过程会经历四季，春夏秋冬，每一季景象不同，生命成长的内容也会各异。如果我们不了解生命自然的属性及规律顺势而为，常常就是疾病发生的状态。

在有些生命的季节里，我们的思维模式就会局限在眼前，生命就会变得更纠结，担心顾虑就会更多。一些症状会导致人的情绪状态走向责备、抱怨、委屈，甚至是绝望。在这样的状态，得病发作的几率就变得很大，甚至是失控不治。当我们能够重新认识到我自己是谁，然后能够主动去改变的时候，很多的高血压、冠心病能够被救治，让人减少长期大量服用的药，甚至停药。在整体医疗当中这种现象已经是一种常态。

对于肝硬化失代偿的治疗，全世界的指南是非常清晰的，首先选择的是药物治疗。药物治疗不行的话，那应对肝脏功能失代偿的最后一招就是肝移植了。每年全世界等待接受肝移植的病人非常多，但是最大的困难就是肝脏的来源很少，特别是没有病变的肝脏，往往是来自那些比较年轻就因车祸或突然的疾病去世的病人。捐献器官在全世界还不是常态，所以能够得到肝移植的肝硬化病人是少之又少。

在这个案例当中，病人69岁了，要接受肝移植在那个当下是完全没有可能的。而且他从昏迷中醒来，第一件事就是拒绝治疗。他根本不想做任何的治疗，也反对家里人给他做任何有创的治疗。

处于这个生命时期的病人，他的认知是非常狭窄的，而且在重病的情况下，有时病人求死的欲望是非常强烈的。这个时候对于病人来讲只有两个助缘，一个是家属强烈的救治愿望，一个是医务人员强烈的救治愿望。

等他病情稍微稳定后，我们开始了整体医疗。这个里面最核心的就是"以我为镜"，通过疾病与生命密码了解关于"我是谁"。在病因的治疗中可以清晰地看到，他退休前的四十年是他人生最风光的时间。

如果说生命有春夏秋冬的话，那个时候他都走在春天、夏天朝气蓬勃的状态中。每个人的运势不同，花开有季，这个病人在退休前的四十年，可以说是春风得意，一路都是鲜花盛开；但是在退休的第二年他遇到了很大的挑战，因为那个时候生命的景象转了，转到了他人生的冬季。因为通常人的认知已经被固化了，所以他依旧是用以前的方式和天地人相处。但是"运"变了，认知不变，当然就会有很多的灾难随之而来。

于是我直接跟他讨论了那一年发生的一件事情，为什么你不能放下？他当下就震惊了，开始有所领悟。"知"和"觉"是整体医疗疾病转换的核心，但是"知"和"觉"也是最难的。

这个病人很幸运，因为我们的坚定，他开始有了"觉"，开始去了解自己的生命。他发现虽然他在原来的工作中创造了很多业绩，帮助了很多人，但是他都是活在眼前世界的患得患失中。但是因为这场疾病，他的能量被重启了。

在整体医疗当中，我们要帮助病人认识到自己在疾病当中的功课是什么。当你发现功课的时候，这个疾病才究竟。凡人求果，圣人求因，如果在"因"上能够解决我们的疾病，才真正有了改变的可能性。所以这个病人令我也特别惊讶，虽然他在"病运"上，但是我们的坚定、家属的坚定，给了他极大的信心。

很神奇的是，随着人的改变，他的肝功能迅速好转，腹水迅速消失，黄疸在消失。现在这个病人每年都会来我们医院做体检。他老伴儿每次都会说，我们不仅救了他的人，还给了她一个完全不同的丈夫。其实这跟我们没关系，是他的生命主动重启了。

通过科学及智慧解读生命密码，就会发现里面有一些非常清晰的内在规律。我们在不同的生命阶段要做不同的事，比如在50岁以前，我们一定要完成对生命的感受：酸甜苦辣，爱恨情仇，悲欢离合。

酸甜苦辣中的每一个味道都是好味道，但是很遗憾我们今天的人们变得很功利，只需要"甜"的滋味，不能接受其他的味道，尤其不能接受"苦"。大部分的家长就是要让孩子平平顺顺，一生平安，不敢让孩子经风雨、受苦难，长久处在家长的保护中。

我们喜欢"甜"的滋味，但是对生命的成长来说，对生命的全面感知才是巨大的财富。"苦"的滋味是生命里面最不可或缺的滋味。在50岁以前完成了对生命所有滋味的品尝以后，是要为回到我们的"天命"做准备的。

在50岁前我们大部分人活在"小我"当中，"小我"最大的特点就是在眼前是非上患得患失，对功名利禄的在意和追求，"我执"不断地被强化，所以人活得很苦。但总有一部分人，他会先知先觉。能先觉醒的人，无一不是在生命当中追求自我成长的那一部分人。

所以为什么"五十而知天命"，就是大部分人的生命在那个时候都有一个翻转，从原来的顺境突然变成逆境，或者有大事件发生，生命有一个大的转折或变化。

生命功课的第一课是让我们在"事"上觉醒，如果我们在"事"上不能有所"觉醒"，生命就会用"情"来提醒，因为"情"是我们生命离不开的东西；如果这部分也不能让我们觉醒，那么最后一关就是"病"。

在我们医院建院初期，大家经常会有一些困惑：那么重的病人从更大的医院转到我们医院，从那么遥远的地方转到我们医院，我们何德何能去救他们？我总会给大家一个鼓励：既然病人来到我们面前，那就是我们的生命功课；不是我们在拯救病人，而是病人来拯救我们。带着这样的觉知，我们都倾尽全力，发现不仅是病人的生命状态，包括我们自己的生命状态也发生了巨大的改变。

我们可以了解更多的别人，可以了解更多的世界，但我们对自己的了解却是最少的。疾病是最后一次，也是最重要的一次，让我们了解"我是谁"的机会。

从自闭症看生命唤醒

自闭症在临床上也叫作孤独性障碍，它其实有五个分类，其中第一个是自闭症，第二个类别是 Retts 综合征，第三个是童年瓦解性障碍，第四个是阿斯伯格综合征，还有第五个，就是一些未特定的广泛性发育障碍的疾病。

这个疾病的发现、诊断和治疗在人类医学史上分为三个阶段。1943年，美国医生 Kenner 大夫率先报告了他发现的 11 例患者孩子，从 20 世纪 40 年代到 60 年代都把自闭症认为是儿童精神分裂症的一种亚型。他们还发现这些孩子的父母通常都具有高学历，有很强的信心，甚至有很好的现实成就，但是父母都有一个共同的特点，就是比较严肃拘谨。

20 世纪 60 年代到 70 年代是第二阶段，医学界发布了新的诊断标准。而且准确地报道了它的发病率，每万人的发病率是 4—5 个孩子。这时治疗与康复训练就开始介入了。

第三阶段，到了 20 世纪 80 年代，随着自闭症的发现越来越多且发病率升高，自闭症的定义被重新做了修改，认为自闭症和精神分裂症无关，是一种受多种环境因素诱发而形成的弥漫性中枢性病症，男孩和女孩发病的比例差不多是 4∶1。

美国在 2012 年到 2020 年做了一个统计，发现发病率是在逐年升高的，从 2012 年的每 68 个孩子发生一例，发展到 2020 年年初每 54 个孩子就有一例。

中国也做过一个残疾人的抽样的不完全统计，发现中国 0 岁到 6 岁孩子的精神残疾当中，约有 11.1 万人是"自闭症"的孩子，占了 0 岁到 6 岁孩子精神残疾当中的 36.9%。这个庞大的数字，意味着许多的家庭被带来了巨大的灾难。而且对于自闭症，全世界目前没有有效的治疗方法。治疗原则，总体来说就是早发现早治疗，目前的治疗主要以康复训练为主。

自闭症孩子的父母大部分都是一些行动能力很强，并且非常有才华的人。他们对自我和周围的要求都非常高。虽然都是一些聪明的父母，但与他们患有自闭症的孩子相比，他们的精神能力却是小于有形的才能的。

案例：13 岁男孩　病症：自闭症

这个男孩已经 13 岁了，他在 3 岁的时候就在北上广和当地的医院诊断出了自闭症。在他 6 岁时，他的弟弟出生。这个孩子不仅有传统的社交障碍、交流障碍、兴趣狭窄等症状，还有严重的发育迟缓、体重严重超标，行走都很困难。这个孩子跟人是完全不能交流的。他站在医生面前的时候，眼睛都无法去正视医生的目光。

最严重的是，来到瑞奇德医院之前的一年多，他无法控制自己，经常随地大小便。在这个家庭里面，弟弟也有比较重的抑郁症。他的妈妈经过我们的评估，也被发现不仅有严重的焦虑症，还有甲状腺、乳腺的多发性肿瘤、严重的睡眠障碍。再评估时，我们发现他的父亲也有严重的肝脏功能损伤，肿瘤标志物检测升高。

在刚刚接触的时候，母亲跟我说得最多的一段话就是，徐院长我不知道为什么会遇到这样的事情。妈妈从英国留学回来在一家外资公司做高管，事业曾经非常成功。但是为了照顾这个自闭症孩子和抑郁症的弟弟，就辞职全职在家。

但是，他们在全国多地治疗，几乎花光了家里大部分积蓄，还是看不到希望和未来。刚开始，妈妈每次都流着泪绝望地说，是不是我上辈子真的做了很多的恶事？我现在每天都在思考的一件事情，就是如何带着我的两个孩子一起离开这个世界，给周围的人少添一些麻烦。整个家庭陷入巨大的绝望中。

我们之前反复讲到，疾病是我们的生命功课，是每一个家庭的生命功课，它是为了来警告我们的，大病大警告，小病小警告，自闭症对家庭的警告尤为深重。在这个案例当中，我们邀请一家六口人，加上他的一个姑姑，一共七人一起参与到治疗当中。我们从自闭症病理生理、孩子的成长轨迹入手，结合《易经》，展开他们的生命密码，解读每个人的生命使用说明书。在这个过程中大家清晰地看到了，关于我是谁、从哪里来、到哪里去，大家最后达成的共识就是，其实我们不是去改变孩子，不是去刻意训练孩子，不是要把他变成正常人，而是我们要改变。当我们认识到自己的生命说明书，厘清自己的现状和生命成长的关系，从小我上升到大我，从小爱变成大爱的时候，我们才有可能改变而有所不同。

在整个 21 天的治疗当中，每个人都在迅速地成长，父母不再去要求这个孩子或是强迫他，而是去倾听，去欣赏，这需要巨大的勇气和智慧，需要去了解另外一个完全不为我们所知的世界。

这个孩子病情的扭转非常大，在他出院的时候，体重下降了将近12公斤。他和人的沟通状况开始改善，大小便失禁完全消失。而且他会用文字的方式，很清晰地阐述妈妈给他的感受、爸爸给他的感受、爷爷给他的感受，包括他看到的每一个人和他所期待的之间的不同。整个家庭非常震撼，孩子的认知高度其实在我们之上。当大家认识到这一点，就从一个灾难，一种受苦，变成了一种喜悦，所以这个家庭的反转是巨大的。

在每个自闭症的家庭治疗中，我有一个很大的思考：世界上每个人真的是不一样的，认知世界的角度千差万别。绝大部分人都会按照物质世界的标准来要求自己的孩子，比如说要求孩子听话、懂规矩，懂得尊老爱幼，然后要拿到好的成绩，要考名牌的学校……这些都是我们在三维空间里面世俗的一个标准。

但是把这些标准拿到这些有自闭症的孩子身上就完全不适用了，他们手足无措，根本不知道怎么来应对，所以产生的最大的特征就是恐惧、害怕、逃避，然后封闭自己。

世界上没有两片相同的树叶，我们既然把孩子带到这个世界上，就真的要像如同太阳照耀大地而不取，水利万物而不争。如果我们能够带着欣赏的眼光，去观察这个完全不同的生命；如果我们对孩子不再有功名利禄的要求，允许所有的发生，甚至放弃对孩子的行为、情绪的具体要求时，孩子的天性就会得以发展。

所以我们要有一种有一种由表及里，由此及彼看待事物能力，能看到事物现象背后的本质及深层次的原因，能从更高的空间和维度来思考自闭症为什么会出现在我们这个家庭？给予我们什么样的生命功课？

在治疗 21 天结束以后，我们又让母亲多治疗了一个星期，其实不完全是治疗。因为在许多自闭症家庭的病因治疗中我们发现，第一个觉醒的常常是妈妈，妈妈常常是整个家庭生命能量的焦点。当妈妈领悟了，孩子病情的改变就有希望。后来等妈妈回家后，把原来对孩子控制的、指责的部分都进行了根本性的改变，做到了知行合一，所以这个孩子的转变也是特别大的。

这个案例也印证了一个事实，妈妈在当中是最大的获益者。后来这个妈妈把两个孩子的照片发给我，两个孩子和当时来接受治疗时判若两人，变得非常机灵，而且一看就很"慧"。

这个家庭让我特别欣慰的是，孩子爸爸把中国文化教育引进了他的企业当中，创建了一个公益基金，帮助更多的人去探索生命的意义；妈妈则去联系更多有自闭症孩子的家庭，以他们家的事例言传身教去帮助更多自闭症的孩子；爷爷奶奶、外公外婆包括姑姑，也投身到这些事情当中。他们认为，中国儿童患自闭症的人这么多，哪怕是星星点灯，微不足道，也要去给这个世界带来更多的光，此生足矣。

通过这个案例，我也希望未来在中国、在全世界自闭症的治疗中能引领出一种新的方式和方法，而不是仅用医学的药物，甚至是一些很强烈的训练的方式去改变自闭症孩子的行为。这种模式还没有真正找到打开自闭症孩子治愈的钥匙，与我们想要达到的目的往往是背道而驰的。

从脑出血看生命的启示

据世界卫生组织统计，我们全世界每 6 个人中就有一个可能罹患卒中，卒中里面就包含了脑出血和脑梗塞。这两个病大家都非常熟悉，因为几乎在我们身边都有这样的病人。

每6秒钟，全世界就有一个人死于卒中，每6秒钟就有一个人因为卒中而永久性致残；我国脑卒中发病率和致残率是欧美发达国家的4—5倍，是日本的3.5倍，这个数据是非常让人震惊的。

其中脑出血的发病人群以男性为主，多发的年龄在50—65岁之间。根据在中国2003年到2012年的统计，脑卒中整体发病的年龄呈年轻化趋势，小于44岁患者的脑出血的发病率上升了41.5%，这个数字是非常让人痛心的。特别是在30岁到45岁之间的病人，常常没有很严重的慢性疾病史，而且在发病前大多没有预兆。

我在这么多年研究疾病与人的关系中发现，许多心脑疾病的病人并没有不良生活嗜好，饮食规律爱好运动。如果通过《易经》来解读这些脑出血病人的生命密码，都有一些非常显著的特点，第一就是生命密码的"病、药"关系，大都有"水火交战"的显著痕迹；第二就是这些患脑出血的病人常常是研创能力强、聪明，同时敏感、情绪很强烈的人；第三就是得脑出血的患者，自我认知都是比较高的，立场很坚定，他有笃定的认知，而且还很顽固。

案例：43岁男性　病症：脑出血

这位患者最初因为剧烈的头痛，在一家医院急诊科通过头颅CT和核磁发现有少量的蛛网膜下腔出血。那次出血量并不大，经过保守治疗，没有开刀，出血自己就停止了，头痛也没有再发生。

出院以后，医生建议他去做一个CTA的检查，就发现了一个微小的动脉瘤，因此他去了北京的一家知名医院做了微小血管瘤的手术。手术很成功，病人觉得万事大吉了。

没想到手术之后第三个月，他的头部又开始出现剧烈疼痛，于是他再次返回北京。经过血管造影的检查，医生证实他脑部的病变已经没有了，所以手术是非常成功的。但由于反复发生的激烈头痛，医生又给出了另一个诊断结果，叫作血管性头痛。在治疗头痛的过程中，医生还发现他患有重度抑郁症，所以同时吃着治疗抑郁症的药和头痛药。头痛起来的时候，用他的话说是"生不如死，恨不得去撞墙。"

有一次他来昆明出差，突发脑出血，头痛直到意识出现障碍。他的朋友，一位瑞奇德医院的会员，就拨打120把他送到了瑞奇德医院。来的时候情况很紧急，正做着CT检查，医生发现他的呼吸心跳居然停止了，在CT室里紧急给他做了气管插管，心肺复苏的抢救。

CT检查报告发现他这次的出血量很大，脑出血超过了50毫升，已经发生脑疝，压迫呼吸中枢。医生紧急为他做了一个微创的血肿引流手术，出血被迅速引流，对脑组织的压迫得到了缓解。病人在ICU里面住了5天以后逐渐清醒，就转回到了普通病房。

这次在我们的建议下，他接受了整体医疗。我们在生命密码里面看到，这就是命运设计的一个功课。在32岁的时候他第一次出血，及血管瘤的手术还基本在生命的"春季"上，所以治疗和手术很顺利。但是这并没能改变他的命运，因为他的认知没改变，既没有与自己和解，也没原谅他人。这次发病就是生命给他的第二次警告。

在治疗当中，我们清晰地解读到他真正的情绪源头，是他和妻子相爱相杀的相处方式和关系。因此，虽然他已经离婚了，我还是想邀请他的前妻从沈阳来到昆明，这样的建议被他一次次地拒绝。我说，如果你不能改变，又不愿面对这个生命功课，只是活在仇恨、愤怒和委屈当中，没有勇气去面对真相。如果发生第三次脑出血，再抢救回来的可能性是非常小的。

听到这里，他最终还是给了我他前妻的电话。他前妻听到他第二次脑出血，在电话里就哭了。我对她发出一个邀请："无论你们现在是什么样的婚姻状态，我都邀请你到治疗当中来，帮帮你的前夫，可以吗？"病人在一旁开始变得很紧张，他心里想的肯定是"No"，没想到他的前妻非常痛快地就接受了我的邀请，从外地飞到昆明。

我把他那时快上中学的孩子也邀请到治疗中，因为在婚姻当中，儿子是他最大的心病。我把他们三位都邀请到治疗中，用了将近两周的时间回看这场疾病给予彼此的生命功课。

这个家庭让我特别欣喜。他们收到了这份功课，并愿意接受这个功课的考试，然后都发生了很大的变化。他们出院后不久，就微信来告诉我他们复婚了，彼此有了尊重，彼此可以倾听，彼此可以欣赏。如今七年过去，他们的儿子也考上了自己理想中的大学。

每个人来到这个世界上，都有具体的生命功课。我们怎么才能认识到生命功课呢？是在一件件的事件当中去认识，是在我们情感的成长当中去发现。而最大的发现机会，就是在疾病当中。如果我们只是用有限的医疗技术去治愈疾病，而没有完成我们的功课，我们可能不只是会受一次苦。这个案例是非常典型的，按照医学的常识，如果他不改变自己，哪怕是做了手术，也遇见了中国最好的医生，可能依旧不能改变他继续走向死亡的命运。生命功课做完了，事情就有了好转的机会。

这个病人的亲密关系是他生命中的最重要的功课，在亲密关系当中，我们觉得选择的考卷太难，常常想要从中逃避，总想在第二场考试中找回自己应有的表现。但是基本上第一场、第二场、第三场都是同样的结果。在生命功课当中只有一个选择，就是直面、解决，但是直面和解决需要我们拿出改变的巨大勇气。

生命就像一个装满能量的桶。我们每天在世界上奔走、巡视，其实是不断地在付出能量。但这种能量是需要循环的，有出去的能量就一定要有进入的能量。最重要进入的能量就是爱，这是我们的亲密关系所能提供的。如果亲情、爱情、友情不足以支持爱的流动，又没有更高的维度去提升自身能量，能量就会透支，透支的尽头就会生病。

那么在这个案例中也是非常清晰的，我跟病人用开玩笑的话说，你太庞大了，我们每个人靠近你都很有压力！他从 ICU 清醒过来之后做得最多的事就是各种挑剔、各种责骂。因为气管插管在他清醒后还持续了一段时间，他就很愤怒。当他的一只手可以动的时候，他要做的第一件事情就是把气管导管拔掉，让自己去死。在我们坚持之下，他没能成功。当插管拔掉，他可以自己呼吸的时候，他仍然每天都怒气冲天。

每天查房我们的护士都告诉我：院长，我们每次做护理都要做心理建设才敢靠近他。但是我们用爱去感动他，用爱去温暖他。最后他觉得，这群人是他见过最可爱的一群人。他觉得我们可爱，是因为大家完全无私地去爱他，这也是他接受整体医疗的根本原因。

在治疗中我们看到，"爱"在这个世界，在三维空间里面，是最大的能量。在三维空间里面的爱是要交换的，这个叫作"小爱"。小爱有几个最大的特点：第一，我付出了，我要得到；第二个特点是交换，如果我付出了 10 分，你也要给我 10 分，我就觉得很舒服。当觉得付出不等于收入的时候，人就会产生愤怒、委屈甚至是绝望的情绪。

所以三维空间里的"爱"最大的特点就是患得患失，对方的一个眼神，说话的语气，一次否定，一次要求，都让我们很难面对，这就是对于"小爱"的纠结。在这个世界上还有一种爱叫"大爱",是完全无我付出的"爱"。正如稻盛和夫先生说的,我们离去的时候比来时更好,就是从小爱到大爱的一种转变。

最后他们一家复合,病人出院,他们的孩子跟我拥抱,痛哭流涕地说:"奶奶,你救了我们全家。"我看到孩子那种感恩的流露,让我坚信他会对未来的世界充满希望,也坚信他会有更大的能量去播散爱的种子。最大的获利者是不是就是我呢?我得到了病人成长的生命对我极大的滋养,我也邀请大家去试试全然付出那种美好的感觉。

英国的诗人米尔顿有一句名言:"心事知其味,只在一念间。天堂变地狱,地狱变天堂。"我们千万不要小看了当下的每一个念头,因为任何一个起心动念,都可能会改变整个世界。

我们的身体看起来好像是由固体物质所构成,而这些固体物质可以分解成分子和原子。根据原子物理学,每个原子的内部有99.99%的空间是空的。以闪电般的速度穿梭在这个空间的次原子,其实是一束束震动的能量。这个升维体系最最核心的能量,就是我们的能量线,我们的每一个好的起心动念就是一个正弦波。这些能量并不是随意震动,而是传递给我们信息。我们的起念传到周围的量子场,创造物质世界。

艾尔顿这位伟大的科学家曾经就说过,我们总认为物质是东西,但现在它不是东西了,现在物质比起东西而言更像是念头。确实,物质是来自念头的,在我的这个生命实践当中我看到了,我们的每一个起心动念都源于思想认知,如果没有念头就不会出现科技,就无法创造出我们眼前所写的这些东西。所以能把每个念头在当下察觉,并及时转化,或许,我们的疾病疗愈就可以找到转归的另一条通道。

我们的每个思想和念头都负荷着不可思议的能量,这些能量会通过各种的形式最后实现我们自己。我们的思想会制造出疾病，但是也能疗愈好我们的疾病；我们的思想让我们陷入了痛苦，但是同时也可以让我们离苦得乐。思想创造出善与恶，美与丑，成功与失败，富有和贫穷，天堂与地狱。

我们的烦恼大部分是和别人对比的时候产生的，我们生命经验的种种，几乎全是我们思想所创造的，所以这也就是大家所说的一花一世界，一念一菩提。我们是自己生命的创造者，我们外在所看到的一切，正是我们内心世界的呈现。

第五章

寻找一个好医生

特鲁多大夫说过一段名言："医生应该做的事情是有时去治愈，常常去帮助，总是去安慰。"这是医生的楷模。关于好医生，我们的祖先早有定义——才不近仙者不可以为医，德不近佛者不可以为医。所以医生是人类里面最特别的一个行业，慈悲、悲悯是这个职业的基本特质。能够得到这样的好医生的帮助，生命一定会有不同的经过和结果。

大家可能都遇到过这样的时刻，无论是普通的病家，还是专业的医生，遇到疾病，特别是疑难、重大的疾病，脑海里首先想到的就是这个问题：谁是好医生？一流的专家，名医，技术权威？如果眼睛有问题，省内去医学院附院眼科医院呀！如有更大需求？那简单，问一下医生都知道，北同仁（北京同仁医院），南中山（中山大学中山眼科中心），赶快找人吧！肝癌？不好搞！去省肿瘤医院看看，要不直接去上海，或武汉，或广州，找……

没错，大家都会这样想，医生本人或受人之托时也是如此。且大多数情况下的结果也是令人满意的，故认为这是切实可行的。特别是一些高难、疑难病例，需一锤定音，除此一家，别无分号，这样的故事常常是皆大欢喜。但这里面也有撞大运的成分，如之前讲到的那位孝心办错事的儿子，结果是痛悔终生的遗憾。还有"人难找，面难见""排队一天，看病一会儿"等等"店大欺客"的问题。

更大的问题是，医学在某些医生那里成了技术、技艺的比赛，犹如金庸笔下的"华山论剑"：高、精、尖的展示；外科的手艺（鹰眼、狮心、女人手）；内科的新药、特药……如此，催生出大量无效的、过度的治疗。

老话说"隔行如隔山"，可现如今分科之学中海量的知识，使得医生这个职业，同行不同专业间也常常隔座山；甚至，同一专业不同方向之间也已隔河、隔岭了。"十八般兵器样样精通"的时代早已过去，大家都去追求自己的"一招鲜""金刚钻"。这固然是科学、医学发展的必然要求，也是现代医学得以快速发展的利剑，这股巨大力量把医学逐渐推上高地、绝顶，摘取一个个耀眼的皇冠。

但医学之初心，是治病救人，是爱，是慈悲。今天的医疗行为更关注病，人不再是一个活生生的人，不再是一个整体，一个身心灵的统一体，而是一个个器官、组织、细胞、分子……差之毫厘，谬以千里。

随之而来的，是越来越巨大的、令人承受不起的医疗费用，越来越尖锐激化的医患矛盾。医患双方都认识到，我们到了需要反思的时候。

目前的医学模式是否出错了？跑偏了？追溯"医"的缘起，是从爱与陪伴开始的。如果疾病是人类的社会活动与自然的因果呈现，我们是否背离了大自然规律？走得越远，差之愈多。在疾病诊疗的过程中缺乏温暖，少了对病人的爱与悲悯，必然降低病人对医生的信任与尊重，影响疗效。

选择从医，也就选择了一份责任

其实，疑难杂症到底是少数，绝大多数是常见的、普通的疾病。最合适的医生就是最好的，在这种情况下，好医生在医家、病家眼里应该是什么样子？

我医路上的恩师，就是一位在我心中可以称为楷模的好医生。他常说，病人的命运其实就是靠医生来决定的！

那时我刚当住院医生不久，收治了一位考虑为粘连性肠梗阻的病人。医院对他已保守治疗了一段时间，给予胃肠减压、补液，病人似乎觉得腹胀有些好转，不吐了，肚子也不怎么痛了，肚子摸起来稍有点儿硬，别的也没摸出什么名堂来，肠鸣音有点儿弱。

是否继续保守治疗？查房时大伙儿的意见不太统一，最后决定在严密观察下继续保守治疗一天。若明天还没有通气、肚子变小、变软等实质性缓解，就实行手术治疗。

查完房，主任又单独与我交代了这个病人的手术适应证及重点观察事项。他说，在肠梗阻保守治疗过程中，及时准确地判断病人的梗阻情况和肠子血运情况，对于选择正确的治疗方法、及时的中转手术对预后疗效非常重要。这不仅考验一个医生的技术，更考验一个医生的细心和责任心。

然后，他要求我，今天只要没有手术，就要去守着观察这个病人的肚子。他就觉得这个病人很可能会需要手术，只是现在还没到那个程度，或者只是还没被发现典型的手术指征。这样的情况下，仅依靠医学的检查手段是不够的。

当然，现在剖腹探查进去也没错，省事且安全，不再担心留后患，但有扑空的可能，给病人带来不必要的损失。早了不行，晚了更不行，等到肠绞窄了，坏死了，腹膜炎等手术指征都很典型了再去手术，病人将丧失最佳手术时机。轻者致残，需做部分甚至大部分小肠切除，重者有生命危险。

我真的是去守啊！守在那儿，听一听，摸一摸。但关键是他自己也去听，最后我没听到，他听到了。他真的就那样花大量时间拿着听诊器坐在病人身边，这个对于我还是很震撼的。他是主任，已近 60 岁，多年前都已是医学院的外科教授，离具体管床的住院医生已隔着好多层级。但他对这个病人，对我这个初出茅庐的只对开刀上瘾的住院医生就是放心不下。

那时都已经大半夜了，11 点多的时候，我又去听了一次，什么也没听到，就准备去睡觉了。这时主任又来了，说："徐梅，走！我们俩一起去听。"他听，我也在旁边听，但心里觉得烦：跟以前差不多的，听什么呀！主任就一直在那静静地听，足足有半个多小时。"我听到了一声气过水声，很典型的！"他抬起头肯定地对我说，"梗阻没有缓解，肚子也越来越硬了，徐梅，这病人得开了！"

开进去，整个小肠顺着一个粘连束带绕了三圈，已出现血运障碍，如果不及时开，就可能要全小肠坏死切除了。做手术时已夜里1点多了，在台上，我心里很明白，这个病人再晚2小时，等到天亮，肯定就没戏了。及时手术救了这个病人，也救了一个家庭。

有时一堆的临床症状加上实验室检查，能得到的信息仍是有限的。那个时候做医生跟今天太不一样，今天的手段太多了，好多医生不注重临床观察，依赖辅助检查。而主任的言传身教，让我懂得了怎样才能做一个好医生，为我以后的事业打下了坚实的基础。

我慢慢明白，有些医生，病人在他手上，总能得到有效的治疗，顺利地康复。有时，真的与技术没有太大的关系，关键在于他在不在意这个病人。那种关注，那种放不下，最后决定了病人的命运。而且这样的事情在他身上是经常遇到，所以在他手上总有妙手回春。

那时候，我最崇拜的医生就是他！他的医德不仅体现在病人身上，还体现在对年轻医生传、帮、带中的爱与责任。他对我很欣赏，很多鼓励，要求也特别严格。他对我说得最多的一句话是，一个医生可以让一个家庭进天堂，也可以让一个家庭下地狱。他曾多次告诫我："徐梅，你若想成为一个好医生，特别是好的外科医生，一定不要只顾开刀！"

他曾有段时间把我的手术停掉，十分严厉。那正是我开刀开得最过瘾的时候，手术多，时间紧，病历敷衍，好几次查病历不合格。我能开刀，病历要那么好干什么？我心里不服气。

他恶狠狠地停了我三个月手术，"你再这样开下去，顶多就是一个手术匠，不是一个医生！"我那时太恨他了！但后来我明白了，就特别感激他。多亏了那三个月的当头棒喝，我后来不但手术精进，病历也写得非常好。我现在写的手术记录，一般住院医生真是写不过我。主任原本是要停我手术半年的，后来看我悔改得不错，才放我一马。

主任常说："对于医生而言，一旦选择了从医，也就选择了一份责任！要想当一个好医生必须养成三个良好的习惯：爱读书，细心，乐意与病人及其家属沟通。"

主任还常常在聊天中谈起许多故事：当学生、实习生时师长们有趣的、感人的故事；下乡医疗、会诊时难忘的故事；一些终身警醒的事例……我们后来才慢慢明白主任的良苦用心：他对我们这些年轻医生像对病人一样有一种深深的责任。在主任身上，我看到了一个真正热爱医学事业，并从工作中得到无穷享受的好医生、好老师的样子。

医生一体两面的仁心和仁术

那是一个平常的下午。出完专家门诊，我下楼经过急诊大厅，听见里面传出惨烈的叫声："医生，行行好，胀死了！给我打一针死了算了！"

声音太瘆人，我忍不住问一位从急诊科走出来的护士："啥病人？""你们普外的，真急死人了！"护士一脸愁苦地说，"没有床位，收又收不进去，门诊又没办法，前天好不容易转走了，今天又来了，已请了三次外科会诊，快把人急疯了！"

那天不是我带的组当值，也不是我的二线班。但那扎心的叫声让我这个普外科医生怎么也无法若无其事地坦然离开，于是习惯性地走进急诊科。

患者为 77 岁的孤寡老汉，一月前因排便困难、腹部疼痛在外院诊断为结肠癌晚期伴急性肠梗阻，因已经失去手术机会，在急诊室给予保守治疗缓解后回家。

他一周前出现完全性肠梗阻，一周无排气、排便，连喝水都不停打嗝、呕吐，腹胀如鼓。那时国家还未施行城镇医保，老汉是五保户，没有经济收入，再加上病人已失去手术价值，先后被三家医院婉拒，仅在急诊室给予补液和胃肠减压后回家。

居委会的人说："太受罪了！医生都说活不长，可他又不死，每天每夜地叫，叫得让人太难受了。我们凑了一千元钱，只有把他再送到医院来，请医生一定再想想办法。"

瞧一眼病人，就知道是完全性肠梗阻：骨瘦如柴，腹胀如鼓，肚皮胀得发亮，敲着"嘭嘭"响；隔着肚皮就能触到多个质地较硬的包块，肠鸣音微弱。

看病历得知，患者第一次就诊的医院已经确诊，晚期直肠癌并腹腔广泛转移、并急性肠梗阻。因已经失去根治手术机会，加上经济困难，在急诊给予保守治疗缓解后，患者"自动"要求出院回家。

一周前急性加重后，已去了三家医院，来我院后已请了三次普外科会诊，一次内科会诊，级别从值班医生到高级职称都有。总的意见就是：完全性肠梗阻诊断明确，但病人各项指标显示，身体条件太差，有明确的手术禁忌症，连造瘘的手术都不可能，已到生命终末期，建议内科保守治疗。

内科认为完全性肠梗阻属于外科疾病，病因不解除，内科治疗不可能得到真正有效的缓解。病人就这样被留在了急诊科。急诊科无处可送，无奈地给予"保守治疗"：补液＋胃肠减压。冀望病人能早点儿离开：或缓解一点儿出院，或早点儿安息。但有时人的生命力不可思议的强，今天病人又被推了过来。

我看了化验单，对病情有了全面的了解后，对医生的为难有了一定的理解。患者的全身情况极差：严重的营养不良、低蛋白血症，白蛋白仅 18g/L；严重的电解质紊乱、低钾血症，血钾（K）1.8mmol/L，钠（Na）115.0mmol/L，氯（CL）87.0mmol/L。这样低的蛋白在许多临终前恶液质的病人身上都难见到，意味着什么手术切口都长不上，剖腹探查会伤口裂开，发生肠瘘，腹腔感染。这样低的钾意味着心跳可随时停跳，还活着就是一个奇迹。

这样的情况意味着病因（癌导致的梗阻）已被形成死扣的一堆乱麻包裹着，动任何一点就可能是触动了多米诺骨牌，一发不可收拾。最合理的处理还是先清除外围障碍：迅速改善水电紊乱，纠正低钾血症；加强营养，改善全身严重的营养不良。待条件成熟后，再行剖腹探查，肠道造瘘术来解除梗阻。

这样做，一是需要较长的时间，大约一周（先不论是否还有时间）；二是费用不菲（大量的血浆、蛋白、氨基酸、脂肪乳、营养素），从哪里出呢？当时一切都是成本核算，哪个科收治哪个科自负盈亏。这个病人一分钱没有，手术前后差不多要上十万的费用，摊在哪个科，几乎都是全科医生、护士一个月的奖金泡了汤（医务人员工资低，奖金是主要收入）。故理解前面医生的为难与无奈：你可以自己学雷锋，但你不能强迫别人与你一样，你不能成为全科的困惑。

实际在过去的许多年，这就是科室和医务人员的现状。我退却了。

走在下班的路上，这个病人的叫声一直在我耳边响，这个病人的情况一直在我脑海里转……"可不可以这样？！"我脑子灵光一闪，又走了回去。

我先与急诊科的医生商议，然后将病人、病人的邻居和居委会的人召集在一起，讲了患者的病情和难题，也讲了我们的打算：做一个最简单的手术，在右下腹选肠袢明显隆起处，打一局部麻醉，在腹壁上切一小口（3厘米）作造瘘口，尽量将一段膨隆的但肠壁正常的结肠从小切口引出，行梗阻近端的结肠造瘘，排出淤积物，解决问题，缓解病人的病情。这样把对病人的骚扰降到最少，也避免了剖腹探查后切口裂开、肠瘘等并发症，最重要的是马上就能解决病人最关键的问题——排出大便！

但我也交代了各种危险：一是这种局麻手术虽已经将对病人的刺激降到最小，病人仍存在随时的生命危险；二是完全性肠梗阻行局部麻醉下结肠造瘘术教科书上没有，以前也从没有见人这样做过，手术可能失败。比如：麻醉失败；找不到合适的肠袢；切口小，肠袢巨大引不出；或者，不了解腹腔内整体情况，引出的肠袢术后引流不畅通；等等。

病人当然愿意，居委会的领导高兴地签了字："死马当活马医吧！总比等死强！"

我们快速地做了术前准备（补液、补钾），病人被推进了门诊手术室。

手术非常顺利，不到半小时就完成了。可排大便的过程太痛苦了，造瘘口一打开，稀粪汤水喷了半米高，那种恶臭、酸臭让人直呕，很快就弥漫了门诊手术室的几个房间，所有的医生护士都叫嚷着跑了出去……我守着病人2个小时，不停地给病人揉肚子挤压肠子，共排出5000多毫升粪水。

从开始排便，病人就不停地快活地嚷着："太舒服了！医生，太舒服了！"还正排着便就直嚷嚷，"我想吃东西！医生，我太饿了，我想吃东西！"

我笑了，病人活过来了！

病人是自己走出手术室的，且直接出了院。他笑呵呵地说，他太饿了，要急着回家做东西吃。

行医这么多年，我遇到的各色事情数不胜数，自己依然快乐地过着每一天，是因为自己在工作中真切地体会到：医生不是职业，而是终生"志业"；行医不是一种交易，而是一种使命。一个好医生得到的最大报酬绝不会是金钱与地位，而是那种心灵的满足。

仁心不是简单的良心或同情心，而是在热爱（使命、责任驱使下）专业的基础上对医学和医术孜孜以求的仁术之心。心地，可与生俱来，但医生的仁心，不是几个月、几年就能练就的，它包括医之专，医之难，医之疼，医之美（医之心）。医生的仁心体现在对患者感同身受的关切里。

仁术是仁心的承载，有仁术才会让仁心在医学实践中更具光芒。仁术是建立在仁心之上的华山论剑，更是平日里默默地举重若轻。仁心仁术一体两面，密不可分。

美国医学教育的大纲中有以下的陈述：医学教育的主要责任是慎重甄选性向适用于医业的青年学子，施以基本的医学教育，并训练医疗工作的基本技能，以期其成为能终生学习，以服务为志趣，具有悲天悯人胸怀的医师。

好医生要从选苗育种期就开始抓起。

当医生成为病人——一段惊悚旅程

2006 年，我决定用手术治疗子宫肌瘤。这是个常规手术。手术前，我慎重选择了一个当地权威的三甲公立医院，选择了信赖、熟悉的麻醉及主刀的专家，自认万无一失。

早上 8:30，我被送入手术室，一段惊悚旅程开启。推入麻醉准备间，一位陌生高冷的男医生命令我侧卧位后，顾自开始麻醉操作。

我选择的麻醉医生呢？

出于对同行的尊重我选择服从。在一次次穿刺失败后，我终于忍不住问："子宫肌瘤手术怎么麻醉穿刺部位选这么高？"

医生一愣，"你不是做肾切除？"

我详细告知他我的诊断及选择。麻醉医生这才恍然大悟，病人被送错了地方！

有了这个教训，我要求在手术过程中保持清醒，我要清楚手术全过程。手术开始不久，出血不止，听到主刀医生不停抱怨吸引器无效，更换一台仍不能正常使用，影响进行有效止血。听着主刀医生的指责、催促声，护士电话通知修理人员……绝望的我恳请将我深度镇静麻醉，一切交给上天……

手术后第四天，我第一次下床站立，突然覆盖切口的敷料被血液浸湿，肠管涌出，我知道切口裂开了！不停地呼唤了半个小时后，才见一进修医生来到床边，眼前的情况让她手足无措，慌张地回去叫上级医生。主刀医生及科主任匆匆赶到医院，我再次被推进手术室，回纳肠管重新缝合伤口……

医学发展到今天，科学的复杂性已经从根本上改变了医学领域，那种靠一个工匠式的医师拟定一个治疗方案就可以挽救病人的年代已经一去不复返了。海量的知识与信息已经大大超出了个体所能承载的极限，根本就没人能全部掌握并理解这些知识。

医生和科学家们的分工越来越细微、越来越专业化。就这样，医生变成了一位专家，关心的只是自己专业范围之内的事，而医学能否让整个医疗系统更好地造福人类这一层次的问题，渐渐不在医生们的考虑范畴之内。

出路在哪里？

这需要整个系统、一个完整团队的成功运作，包括人、设备、技术，更重要的是一整套完备的安全运行机制，使各部分衔接严密、配合默契、安全互纠。

也就是说，一个好医生，背后必须有一个好团队！一个好团队可以造就一批好医生。而在他们的背后一定是对这份志业深深的爱和责任。这也是当初我义无反顾地从公立医院辞职出来创办瑞奇德团队的初衷。

我没有过多的抱怨与指责，是这次经历，让我这个为患者开刀 20 余年的医生，第一次站在患者的角度深刻反省，再一次认识到冰冷的医学技术远不能满足病患的需要。没有温暖的医疗是恐惧的、可怕的。我们真的需要停下来好好审视，医学从哪里来？终究要到哪里去？怎样才能当好一个医生？

好医生是由病人成就的

这个病人，可以说是我从事整体医疗启蒙者之一。

那是二十多年前，一天下午我上专科门诊，就见一个中年妇女不停地穿过我的诊室到隔壁诊室。隔壁是我们同一个门进出的泌尿专科，今天因有急诊停了专科出诊。

到了下午下班时间，我看完我的病人，见那个病人还没走，一副很着急的样子，进进出出总有十几次。我叫住她，告诉她外面贴的停诊通知，问她："你有什么急事吗？我可不可以帮到你？"病人说："好啊！好啊！"一下子拿出两大袋子重达几公斤的病历资料给我，里面是在多家医院做的各种检查。她患尿频已五年多，一直在省内各家医院看，用她的话说，这些年她吃的药、打的针可以用小车推。

我边聊边详细看了她那么多资料，并没有发现什么十分明确的问题。有感染，但感染并不重，尿白细胞就一个 +，有时多一点儿。尿培养大多时候是阴性的，有时，偶尔也有一点儿感染。

我仔细询问她的病史，发现她的病起自她儿子上大学那一年。那年，她儿子考上了省外一所大学，他们就从农村搭公共汽车到省城来，送儿子乘火车去外地上学，到了省城才发现钱被偷了。那还是九十年代初，总共两千块钱不到，可那是她儿子所有的生活费啊！接着报警、辗转报案、录笔录……又急又乱，忙得晕头脑胀。

钱实际最后也没找回来。就在那个时候，她开始有症状，小便次数增多，总有尿意，后来越来越严重，然后就在全省各地各种医院看病，症状越来越重，有时一天多达七八十次。不能乘车，不能出远门，最后重到无法睡觉、无法入眠。

听了这么多，了解了整个情况后，其实，我也不知道怎么帮她。各种药、各种方法，专家前面都试过了，心里有些歉然。可她的话让我吃惊："医生，你今天把我救了，我这些天死的心都有了，今天就想着到你们医院再试试，若还找不到办法，我就不想再回去了。刚才找不到泌尿科医生我都快急疯了，幸亏碰见你这么好的一位医生，耐心听我讲，看得出你是真心想帮我，跟你聊了这一个多小时我心里舒坦多了。"

后来我才知道，实际上她那天身上带着"敌敌畏"！用她的话说，"生不如死呀！"

我无意中发现，这一个多小时，她专注于与我谈话，并没有去上厕所！会不会是神经症啊？会不会是过度焦虑导致的？印象中在杂志上看到过，有一种神经性的尿频。焦虑会不会导致交感、副交感神经失衡，出现神经敏感性增强？可不可以用抗焦虑药试一试？

我给病人谈了我的想法，她很相信我，愿意试一下。我就给她开了五颗多塞平，一种较强的抗焦虑药，一天一片，那个时候一片才几分钱。那时还没手机，为了随访，就给她留了科室的电话，她给我留的是她家旁边一个小卖部的电话。

过了三天，我打给她。我没抱什么希望，更没想到她接到电话时的那种开心，在电话里就能听出她的眉飞色舞。她完全好了，现在每天都正常小便。我简直不敢相信自己的耳朵，喜悦之余，还是让她把开的药吃完。隔了半个月、一个月我再打给她，她保持得很好，没有反复。

后来我离开公立医院，一下子忙了很多，再加上联系不便，我们就没什么联系了。一直到去年四月份，她设法找到了我。这次她的病又复发了，只是没那么严重。

时间一晃二十多年过去，她已从壮年进入老年，可看病的过程还是那个样子，又几乎将原来重复一遍，她就打定主意要找到我。这时我们的整体医疗已经比较成熟，连药都没怎么给她用，为了减少费用，就在门诊做了整体医疗，她就痊愈了。

其实，在医生的成长过程中，病人常常是最重要的启蒙者、合作者。正是这样的病人警醒着我，使我逐渐认识到"病"不是单纯的、孤立的存在。它背后联系着复杂的，甚至是波澜壮阔的生命过程。

病只是生命的一些表象，给我们一些警示，反过来它又可以对生命及家庭产生巨大的影响。而生命背后支撑起斑斓生命的又是一个广阔的海洋：社会、文化、思想、观念、心理、习惯……它们才真正导演着生命的丰富多彩，也呈现给我们"病"的千姿百态。我们必须去深入探求其间的奥秘，否则，我们只能永远是"头痛医头，脚痛医脚"，处于"盲人摸象"之中。

这也正是我立志走上一条艰难之路——中国的整体医疗之路的原因！在医学科学走到社会—心理—生物模式的今天，一个好医生必须具有这样整体看待疾病、生命的观念、意识和能力（知识体系和方法），才能看清一些疑难危重疾病的真正根源，才能从治未病、治初病的角度，当一个真正帮助到病人的好医生！

信任是医患之间的基础

一位著名艺术家来到我们医院，在体检时发现了她的双侧卵巢有肿瘤样改变，两侧都很大。通常在她这个年纪，卵巢功能已退化变得萎缩，异常增大多为肿瘤所致。

慎重起见，她又去了几家大医院，都被诊为双侧卵巢肿瘤。医生建议她尽快做双侧卵巢切除手术。她自己也通过朋友找到北京知名妇科专家，专家会诊意见仍是卵巢肿瘤，卵巢癌可能性最大，尽快手术！

她已经50多岁，到了这个年龄，卵巢肿瘤恶性居多，且在妇科肿瘤中，卵巢癌是第一杀手，恶性程度高，发现时多已属晚期。

我们进行了深入的交谈，包括肿瘤的各种可能性、治疗方案的选择及相应的可能后果，特别是双侧卵巢切除对一个女人来说意味着什么！

她是一个特别有梦想的、特立独行的人，在身、心、灵各方面都异于常人。基于我对她多年、多层次的了解，以及对她的相关病史和生活状态的深入研究，我心中产生了一个疑问：会不会有例外？她依然那么富有激情与活力，卵巢肿大对她来说恰是一种特殊的正常生理状态，而不是什么癌症。人和人还是有很大不同的，年龄相同，但心理、生理的差别却巨大。大部分人该衰老了，可能她还没有。

当我们全面讨论了各种可能后，征求她对治疗方案 A、B、C 的最终选择，她直接对我说："徐院长，这是你的事，跟我没关系。你要开刀你就告诉我在哪儿签字就好了，反正我听你的，不管什么结果，反正我都听你的，你帮我决定就好了。"

她不去思考和定夺，把一切决定权力交给我，压力也转移到我这儿。她是那么一个有影响力的人物，一旦出现误诊，对病人及医院可以说是灭顶之灾啊！

我再审慎研究她的病史，跟多位专家讨论，90% 以上的专家的意见都是尽快手术。但我就觉得，从病史上及各方面详尽的了解，应该还有一种可能性存在。我与她商量，给自己点儿时间，先观察一个月，看看肿瘤有没有发展。如果是卵巢癌，怎么都会有一点儿变化的。

我那时真是有点儿诚惶诚恐，反倒是她自己像没事人似的，反过来劝慰我："你说什么时候开刀就什么时候开，反正我这个年龄了，全部拿掉也没关系。"可是，作为一个经验丰富的整体医疗医生，我知道双侧卵巢拿掉以后对一个女人，特别是像她这样的女人的影响，就相当于提前作一个"去势"手术，生命的品质肯定是要受影响的。

做出这个决定之后，她若无其事，该干什么干什么。我反而开始焦虑了。到一个月复查的时候，她还在美国工作，回来的时间不确定。我就天天盯着她，催她赶快回来复查。结果发现，没什么变化！继续观察，到了三个月，一切照旧！再请以前的专家会诊，大家的意见也就统一了，放弃手术。

这个病案告诉我们：人和人真的不同，每个生命都是独特的，需要我们特别的呵护。衰老并不是按照自然的过程按部就班地进行的。有一部分人，特别有理想，有梦想，又很快乐，她（他）就是与别人不一样，超出常规。现在已经六年了，她一切挺好。但当时按照医学的常规规范，肯定是要切除的。所以，这个经历对我自己而言也是一个很大的学习，有所启悟：如果你选择信任，其实也是给自己更多的机会。

信任意味着什么？

信任意味着，病人对你全权地相托！它只能建立在医患双方全方位的了解、互信的基础上：你最具有权威性，你也最了解我，你的决定肯定比我的更全面、更准确，一切都拜托给你了！

而受托付的医生作出的决定将是心无旁骛，即便是针对自己，也只能如此，且只有更仔细、更全面。而背后支撑这位医生的必然是对病人无条件的爱与责任。

手术室里很常见的场景，病人紧张得直颤抖，怎么劝与解释都不行，自己完全控制不住。这时他信任的主治医生走进来，握着他的手，在他耳边轻声耳语几句，病人一下子就平静下来。

孤独无依是生病时通常的心理。医护人员若能给病人带来亲人般信任的感觉，这种心理作用的力量是无与伦比的。护理的温水擦洗会使病人产生相当于亲人一样的关爱感受。即使是昏迷、麻醉的病人，仍然对关爱有反应。

可在现在的医疗环境下，真挚的信任变得那么稀缺，医患双方都保持着高度的警觉。因为医学的复杂性、不确定性及医学发展的局限性和阶段性，对每一例疑难危重病人的救治来说都是一条波涛汹涌、暗流密布的江河，而病人和医生就是一对要在这漆黑夜晚到达黎明对岸的同船共渡之人，他们之间一旦失去了信任，意味着什么？不确定性增加，战胜凶恶敌人的可能也会随之减少。

如果说两千多年来，东西方医学的共性，那就是它原初的样子：安心！安灵！安众人心！医学的雏形来自占卜、巫术、算命等，从事这项工作的人在部族地位崇高，甚至本身就是酋长。他们被尊为神，有"通天"的灵异。当然，他们无疑也是那个时代掌握知识最广博的人，有限的科学、医学奥秘为他们所掌握。他们的作用，来自人们对他们深深的"信"与"敬"。

所以说，医生自始就被赋予神圣的职位，地位尊崇，也相应有很高的道德要求。"医者圣心"；"德不近佛者，不可以为医"；"不为良相，即为良医"，中华文化充分诠释了医生的社会作用及道德要求。

一代药王孙思邈撰写的《备急千金要方》第一卷中所著《大医精诚》，有一篇论述医德的极重要文献，为习医者所必读。文中说作为医者，第一是精，亦即要求医者要有精湛的医术，认为医道是"至精至微之事"，习医之人必须"博极医源，精勤不倦"；第二是诚，亦即要求医者要有高尚的品德修养，以"见彼苦恼，若己有之"感同身受的心，策发"大慈恻隐之心"。进而发愿立誓"普救含灵之苦"，且不得"自逞俊快，邀射名誉"，"恃己所长，经略财物"。

"我愿尽余之能力与判断力所及，遵守为病家谋利益之信条，并检束一切堕落和害人之行为……我愿以此纯洁与神圣之精神，终身执行我职务……"在西方，《希波克拉底誓言》最早详尽地规定了医生的道德规范。

故医学是由一群高贵的人从事的高尚的事业。医学的初心与作用也正如 E.L.Trudeau（特鲁多）所说："To cure sometimes, To relieve often, To comfort always"——有时去治愈，经常去帮助，总是去安慰。

要获得病人及家属的信任，我们的医生需要恢复我们的荣誉感、使命感。无论怎么样，不要忘了初心！不要忘了我们为什么要当医生！

共同决策——真正能贴切帮到病人的医患模式

医学伦理学家伊齐基尔·伊曼纽尔（Ezekiel Emanuel）和琳达·伊曼纽尔（Linda Emanuel）夫妇将医生与病人的关系归为三种类型。最古老也是最传统的类型是"家长型"的——我们是医学权威，听我们的就好了，我们知道什么是对你最好的，多说无益。这是一种祭司型的、"医生最明白"的模式，虽然经常受到谴责，但目前仍然是普遍的医患交往模式，尤其对于处于弱势的人。

第二种类型被称为"资讯型"关系，同家长型正好相反，一切随患者裁决，医生只提供资讯。这是一种零售型关系，医生是技术专家，提供最新知识和技术，病人是消费者，作出最后决定。特别在现代医疗环境下，患者的知情权、选择权越来越得到观念和法律的认可，越来越多的医生成为这个样子。大多情况下，患者对这种关系也是满意的，特别是在普通的、常见的疾病，病人的需求、方法的区分比较明晰的情况下。这种关系的流行，医生也"理所当然"对病人的了解越来越少，对科学的了解越来越多。

第三种类型称为"解释型"，在这种关系中，医生的角色是帮助病人确定他们想要什么，专家把这种方式称为共同决策模式。著名医学家、作家阿图·葛文德（Atul Gawande）以自己的亲身经历对这种医生——真正能赢得患者信任的医生，这种模式——真正能贴切帮到病人的模式，作了具体的描述。

阿图的父亲确诊得了脊髓肿瘤。这一下子让阿图及父亲——也是一位受人爱戴的医生的生活及一切期待瞬间变得面目全非。事来得突然，阿图的父亲是一个健壮、乐观、热心公益、繁忙的泌尿科医生。几年前，阿图的父亲有了颈部及左手指尖的症状，但没当回事，继续他的手术与正常生活。

其后症状有所发展，服用了消炎药，配合理疗，生活一如平常。前些时候颈部的疼痛加剧，睡觉都很难舒坦。他左手指尖的刺痛演变成完全的麻木，并扩散到整个左手。医生让他做颈部的核磁共振。检查结果令人非常震惊：他的脊髓里面长了一个瘤子。

情况不容乐观。肿瘤很可怕，占据了整个椎管，上延到脑底，下延至肩胛骨水平。脊椎肿瘤不多见，没几个神经外科医生对此拥有太多经验。会瘫痪吗？什么时候？生命时间有多长？什么是应对这个肿瘤最有效，对病人最好、最适合的方法和态度？

父子作为医生，也一下有了那么多未知、那么多黑暗。大家一下被抛入一个生死攸关的世界，心中惶恐无底。如同一次新的竞赛，大家都没有做好准备，但发令枪已经响起，生死观的测试开始了。

阿图预约了两位最有经验的神经外科医生，一位在克利夫兰诊所，距他父母的家较远，有300多公里；另一位就在阿图所在的哈佛大学医学院。

两位外科医生都提议手术，且在手术目的、方法方面无异议：切开脊椎，尽可能多地切除肿瘤，留下空间，解除肿瘤对脊髓的挤压。但切除只能是部分的，切除越广，副损伤的可能也越大，严重的可导致瘫痪，甚至死亡。对压迫的缓解也可能只是部分的，有一定时效性的——肿瘤还是会生长的。

哈佛那位医生提议立即手术：情况很危险，几周之内父亲就可能四肢瘫痪，没有别的选择——化疗和放疗阻止病情恶化的效果与手术相比差得很远。他说手术有风险，但更让人担忧的是肿瘤，应该在事情不可挽回之前采取行动。

克利夫兰那位神经外科医生的态度有些差别。他并不主张马上就做，因为肿瘤的生长有个体差异，有些人的肿瘤发展很快，但也有几年才长大的情况，如阿图的父亲，从出现颈部和左手指尖的刺痛到现在已经几年了，发展很慢，并没有证据表明会在一夜之间就从手部发麻发展到全身瘫痪。阿图的父亲现在还在做手术，还在正常生活。

手术的风险不容忽视，有 25% 的可能性导致瘫痪或者死亡。这需要一个平衡，在肿瘤治疗、生存及生活质量之间寻求一个最佳点，需要一个事前设置的底线：症状是不是糟糕到了他现在就想做手术的程度？要不要考虑等到手部症状威胁到他施行手术的能力再说？要不要等到不能走路的时候再说？

两位医生更大的不同，是在了解和处理患者面临的各种问题及医患之间的关系上。

因为这种肿瘤很罕见，没办法作出明确的预测。已知的信息里面也充满漏洞和不确定性，对于这些空白阿图的父亲只能用恐惧去填充。他既害怕肿瘤及其给他造成的后果，也害怕医生提出的解决办法可能引发的严重后果。

他作为医生对自己不能实施的手术很难报以信心。关于究竟怎么做这个手术，他向医生提出了各种问题。他问医生："你用什么样的器械进入脊髓？使用显微镜吗？怎么切开肿瘤？怎么给血管止血？止血过程不会损害脊髓神经纤维吗……"

哈佛那位神经外科医生不太喜欢病人这样繁复的问题。回答头几个问题还可以，之后他就有些不耐烦，甚至火了。他摆出知名教授的架子——权威、自得、繁忙。他对病人说，肿瘤很危险，他作为一名神经外科专家，有治疗这类肿瘤的丰富经验——实际上，没人比他更有经验。病人需要决定要不要对他的肿瘤采取措施。如果要，他愿意帮忙；如果不要，那也是病人自己的选择。医生说完以后，阿图的父亲没再问，但他也已决定不再找这个人看病。

克利夫兰诊所的神经外科医生爱德华·本泽尔（Edward Benzel）的自信并不逊于其他医生。但是，他认识到病人问各种问题乃是出于恐惧，所以，他耐心回答他的问题，哪怕是有些烦人的问题。这个过程中，他也听取了病人的想法，知晓病人对手术后果的担忧超过对肿瘤本身的担忧，作为泌尿外科医生的病人，不愿意为了效果不确定的治疗而承担失去施行手术能力的风险。本泽尔医生说，如果换成是他，他的感觉会是一样的。

本泽尔接诊的方式让人觉得很真诚，他个子很高，但他会和病人保持平视。他把椅子从电脑前挪开，端正地坐在他们面前。病人发问的时候，他很专注，通过与病人充分的沟通，了解他们的想法、担忧、诉求及背后最真实的愿望。最后，本泽尔医生认为病人还有时间等待，看看症状改变的速度有多快，当病人认为自己需要做手术时，他能够随时施行手术。阿图的父亲决定选择本泽尔，并采纳他的建议。

病人为什么倾向选择本泽尔这样的医生？对肿瘤可能发生的状况描绘得更细微、语气不那么令人惊恐、态度更诚恳？是的，可能都有作用，但阿图的父亲说："他努力理解我最担心的是什么。他很仔细耐心，我觉得他了解我的病，也了解我这个人及这个病带给我的一切，这一点对我而言非常重要。"

后面的情形证明本泽尔的判断是正确的，随着时间的推移，症状虽有发展，但阿图父亲没有手术，生活仍在继续，驾车、打网球……一年后复查时，核磁共振的报告很吓人，但医生和病人却并不意外，他们都知道结果会如何，但他们也都知道什么对他最重要，所以根本不去管它。

阿图·葛文德分析认为，哈佛那位医生既表现出了家长型医生的特质，也表现出了资讯型医生的一些特质。起先他是家长型的：他坚持认为病人应该选择手术，而且需要现在就做。但在病人同他讨论细节及选项的过程中，他转变了方式，成为资讯型的医生。而他的描述只是加重了病人的恐惧，激发了更多疑问，使病人更不确定他到底想要怎么样。而医生也不知道拿这样的病人怎么办。

事实上，这两种类型的关系都不是人们想要的。我们既想了解信息，又需要掌控和裁决权，同时我们也需要指导。葛文德说："行医多年后，他在克利夫兰诊所受到极大的触动，发现一位真正愿意同病人进行共同决策的医生，他既不把自己视为这次战斗的总指挥，也不仅是一名技师，而是站在病人立场上的咨询师和顾问。这正是病人所需要的，他们能与病人达成诚挚的互信，帮助病人驱散迷雾，摆脱恐惧，明晰自己真正的愿望，共同忠实于病人的最大目标。"

共同决策的背后是爱，责任心，同理心。而这正是赢得病人信任的关键，也是整体医疗一以贯之的灵魂。

在每个人的生命中，无论是遇到什么大病，都将完全改变一个病人以及全家人的生活。而在这个关键的命运的时刻，医生站在了一个特殊的位置——这是一个医生应怀有的悲悯——完全与他们在一起的爱与悲悯。那一刻，他们感受到的，是亲人的安慰所不能比拟的，你与他们在一起的力量，你就是那个与他一起在一片黢黑中寻找光明，在沼泽中发现一片高地，在沉坠中得到升力的那个人。

第六章

整体医疗之路

在疾病中发现日月同辉，天地人同体……整体医疗是让生命突破现有局限及困境的重要路径。

太多的经历告诉我，世上有奇迹。只要你坚持你的信念，有时只需再坚持一步。

瑞奇德医院的建立就是一个奇迹！我有三年频繁在国内外著名的医院参访学习，心中感触良多，时常不能平静。我决心去办一所尊重病人、充满人文关怀的医院。但两三年下来，浑身伤痕累累，身心俱疲。社会习惯、周围的不理解、亲人的掣肘……让你像堂吉诃德一样，每天都处于鏖战，与魔法、风车、城堡，甚至都不知与谁在战。虽然医院发展了，自己的能力得到一定的认可，赢得一定的声誉，但离自己的初心还差之千里。

在现实世界里碰得头破血流，犹豫过，彷徨过，但我从没有后悔过。因坚信自己的信念没错，只是困难的重重、道路的曲折远超出了自己的想象。认清这些，心里释然许多：前行的路上，如果需要铺路者，自己愿意做那个铺路者。自己是火，就要给予温暖；自己是光，就要做黑暗中的火把。我先后参与创建两所医院，继续探索和坚持自己的理念。

跟随微光前进的勇气

真是柳暗花明又一村。正在苦闷彷徨时，我收到了投资人的邀约：独资创办一所中医为体、西医为用，以整体医疗的观念，以爱与慈悲为理念的医院。担任法人与院长，董事会给予充分的信任与支持，不加干涉，不定经济指标，给予足够的成长期。

这不是奇迹吗？是的！当你知道要去向哪里，世界都会向你敞开大门。

瑞奇德发展到今天，取得今天的成就同样是奇迹！当时民营医院的医疗环境还十分恶劣，受到很多掣肘；社会上的人们，包括自己医院的员工，对整体医疗的了解、认识还很粗浅：有效吗？一个民营医院整天讲爱与慈悲，讲JCI标准能行吗？医院有前途吗？何为整体医疗？

医院很难招到高素质、高水平的人才，自己言传身教，下很大功夫培养的医护人员，成熟后，因为眼前那一点儿实际利益跳槽离开，使自己深受打击。当时的我有点儿身心疲惫，产生了一定的焦虑情绪，经常失眠，深感力不从心。家人也十分担心我，劝我急流勇退。

感谢家人的支持与陪伴，让我去欧洲游学休养了一段时间。徜徉其中，欧洲的发展历程、丰硕的成果、璀璨的遗迹使我感触颇多，将欧洲史、世界史、中华文明进行对比，极大地拓宽了我的视野与心胸。欧洲在医疗科学及人性关怀方面的先进与成熟，也使我进一步坚定了信念与信心。

带着多年医学实践的经验，也带着多年对病人进行回访的疑问与思考，我开始去探寻做什么改变或突破可以恢复人的生命精彩。十六年中，我深入学习哲学，研究宗教，研究艺术，去了20多个国家，去了哈佛医学院、梅奥医学中心、约翰·霍普金斯医学院等国际顶级的医学殿堂，了解医学科学的不懈努力与进步。走遍世界寻找病因，寻找"救人"的方略。

在不断地寻访、放下以及放飞中，我逐步找到"疾病"与"人"的关系。在长达十六年的探寻期间，我自己的生命状态发生了根本改变，员工、家人、同行也见证了我的变化。

在这个过程中，我对自我也有了进一步反思，更清楚地认识自己：真正的你，在你的心中；你真正的信念是你内心相信的事。所谓信念，就是大家都在黑暗中，你看到了那束光，并咬牙坚持下来。

被列为西方战略学鼻祖的克劳塞维茨，认为真正的领导者须具备两大要件：第一是在最黑暗的时刻发现微光的能力；第二是敢于跟随这线微光前进的勇气。前者来自你的智慧，大家说黑极了，你也看见一片黑暗，但你更能发现一线光明；后者来自你的勇气、意志。最好的领导既提供思想，也提供意志。

终于到了今天，大家都有了更多的现代医学意识，国家有了更开放的政策，百姓也有了更高更多的需求。我们瑞奇德医院也如期走在时代发展的前沿。

信念，是相信水到渠成，而无需眼见为实。

宇宙的时间与智慧，不是当下的我们所能完全看见的。持续的努力，量的积累，才能达到质的转变。我们所做的一切，都在以各种形式回报反馈到我们的身上，我们所要做的，就是要从爱出发，怀着宏大的愿景，不懈努力，终会创造奇迹。

具缘俱足的神奇力量

看过这样一个印象深刻的视频：有一个球，需要通过一个桥到达空间的另一端，可这个桥已经碎成了数十段：长短、高低、摇摆方向与频率各不相同（你可以想象是一个大湖，湖上的浮桥已碎成数十段，随波荡漾）。而这个球就在这个波涛汹涌的湖面，不可思议的，一帆风顺地通过了所有的"落水"点抵达了彼岸。好！真是恰恰好！你看完心中止不住赞叹。

成功的关键点在于：在每一处断点都出现了叹为观止的"恰好"，数十个断端，总有两个断端在球抵达时的一瞬，恰好出现了高度、方向的完美协调（同频共振）形成完美的桥接，球意外而顺利通过。接着一个又一个"不可能"变成"恰好"，奇迹就"必然"发生了！太奇妙了！似有神的力量，忍不住为有才的设计者和神奇的工程师点赞。

这个故事告诉我们，奇迹的条件本就存在（具缘俱足），只需要一个神奇的力量，促成"恰好"发生。

这个故事也让我们思考：在整体医疗实践中，特别是发生在晚期肿瘤治疗中的诸多"奇迹"，其中的"具缘"是哪些？谁提供了把"不可能"变成"可能"的平台？背后的神奇力量是什么？

医疗的至高层次——修复自愈力

自愈力，是人体内在的自发调节本体及与环境协调一致的能力，包括人的免疫能力和自愈能力。自愈力既是天生的，又是可以被激发出来的，以使人免疫力达到最佳（不弱也不过强，需要保持适度）。

以下是四种增进人体自愈力的方法：

1. 休息

劳累时，休息是恢复体能最有效方法。俗话说：三分治，七分养。可见养的作用特别重要，这种养包括充足的休息和有规律的生活。

从能量学的观点来说，这里的休息，不但是身体的，更重要的是心的静息。这是人有效的一种能量积蓄方式。你待着，你修养着，慢慢地你也不知道什么样的东西就进入了你的身体,可能你身体中本来就有,只是它像一汪泉水一样以很缓慢的方式在释放,有一天它会慢慢地饱满、充盈。

2. 运动

有研究报告,运动可以使人的康复能力提高30%。

运动能治愈很多疾病,特别是慢性病。但是需要注意的是要选择适合自己的运动方法。对癌症治疗来说,运动应成为医生监控的"处方药"。

澳大利亚临床肿瘤学会已将身体锻炼列为癌症疗法必要组成部分,这得到了25家有影响力的卫生和癌症机构的支持。澳大利亚天主教大学教授普吕·科米说:这方面的证据"不容置疑":对患了癌症的人来说,除了接受标准的癌症治疗外,锻炼是可以采取的最佳医疗手段。这是因为我们现在知道,定期锻炼的人身上出现癌症疗法副作用的次数和强度都要低一些,不那么容易出现与癌症相关的疲劳、精神苦闷现象,生活质量也高一些。

3. 营养

营养在中医里也叫作"水谷精微",意思是食物消化后能被人体吸收的、对人体有益的精华部分。中医认为:药补不如食补。所以营养对身体很重要,而对于处于恢复中的人体尤其重要。对癌症病人科学的、有针对性的、足量的营养替代治疗(包括维生素、微量元素、缺乏的营养成分)已得到临床循证医学支持。

4. 心态

"快乐小鼠"的肿瘤变小甚至消失了:快乐,在某种意义上,可能是对肿瘤防治的一次革命。

2010年《细胞》杂志刊登了一个外国实验室的发现。实验室人员把一群小鼠放在一个"丰富的生存环境"，即笼子里放有各种小鼠喜爱的玩具，每只笼子中的小鼠数多于8只，保证它们尽情地互动，生活在这种状态下的小鼠被称为"快乐小鼠"。

将"快乐小鼠"跟对照组小鼠比较，研究人员发现，"快乐小鼠"的肿瘤变小了，有的肿瘤还消失了。证明良性的精神刺激对肿瘤竟有抑制作用。研究人员也在"快乐小鼠"的下丘脑发现了"脑来源神经营养因子"高表达。

在世界上几所实验室里，科学家正在获得中枢调控系统与肿瘤关联的新证据。上海市肿瘤研究所最近发现："良性精神刺激可能改变了癌细胞的代谢，同时影响到免疫系统。"这提示了精神行为可能对肿瘤产生影响。

2008年3月17日，美国南佛罗里达大学健康研究中心的首席科学家威斯里教授向世界宣布：心脏可以分泌救人最后一命的四种荷尔蒙，又将这四种荷尔蒙分别作用于胰腺癌细胞，发现单独使用的效果更好，其中一种名叫缩氨酸的荷尔蒙——也叫血管舒张因子的心脏分泌物可以在24小时内杀死95%的胰腺癌细胞！而对其他癌症也有极好的治疗效果。

威斯里还挑选了100名志愿者，分别对他们处于各种情绪状态下的心脏荷尔蒙分泌情况进行跟踪采集，发现人的情势越高昂，心情越愉悦，人的心脏分泌的荷尔蒙就越充沛；反之，人在痛苦、担忧、抑郁等消极状态时，心脏几乎完全停止分泌这种激素物质。

而威斯里的科研灵感，竟来自他的老同学在生命终末之旅中发生的"具缘俱足"的生命奇迹。

威斯里、詹姆斯、韦德是美国华盛顿大学的校友、校篮球队的三大核心，在长期比赛合作中建立了深厚的情谊。十几年后，已是美国南佛罗里达大学健康科学研究中心的首席调查员的大卫·威斯里，先后听到了两个不幸的消息，一是韦德患了严重的冠心病，妻子安妮被确诊为晚期乳腺癌；二是詹姆斯检查出直肠癌，也已是晚期，两人都已没有太大的治疗价值。

　　威斯里下决心要尽自己最大的努力挽救老同学的生命。但令他遗憾的是，韦德夫妇拒绝了他的建议。医生预测他们都只有 3 个月的生命，他们只剩下最后一个心愿：去周游世界。因为钱此时对他们已没有任何意义，两人将 4 万英镑慷慨地交给了旅行社，只向旅行社提出了这样一个要求：因为不知道哪一站是人生的终点，旅行社不得限制他们的旅行时间，直到他们中的一个离开人世，旅行合同才自行终止。

　　原本受到邀请一同前往环球旅行的詹姆斯，最终接受了威斯里的好意，前往佛罗里达州接受治疗。

　　最终的结果是：詹姆斯活过了医生预言的"末日"，并继续存活了一年左右的时间。而韦德夫妇音信全无，威斯里认为他们已不在人世。

　　而一年半后，威斯里突然接到一个英国打来的越洋电话，竟是韦德的声音！韦德在电话里兴奋地告诉威斯里，他跟安妮刚刚结束环球旅行，如果按照合同两人继续旅行下去，旅行社可能要破产了，因为他跟妻子回到英国后在最权威的伦敦皇家医院检查发现，不仅安妮体内的癌细胞全部消失，就连他的冠心病也处在没有危险的稳定期！

　　受到极大触动的威斯里深入研究，由此，揭开了绝症自愈的秘密：只有在身患重病时保持心情愉悦，积极求生的患者，心脏才有可能分泌救命的荷尔蒙。当这种荷尔蒙达到一定量的时候，才能杀灭体内的癌细胞或抑制他们的生长，从而达到不治而愈的生命奇迹！

正是这次旅行前所未有的合同方式带来的"超值享受感"，正是夫妻二人在这次对壮丽大自然的美好体验中，渴望生命长久，再长久的意念，让他们的身体细胞结构产生了奇妙的变化，成功击退了医学手段无法解决的病魔！具缘俱足，自然天成！

人是身心统一的动物，身体和心灵组成了人的整体。身体是心灵的载体，心灵是身体的指挥。如果指挥系统出现了问题，身体的各个器官就不能很好地工作。

人的精神面貌改善了，喜悦（心态）、平静（休息）、胃口好（营养）、爱运动（主动），就像我们体内的神经、激素、免疫各系统的协调统一一样，自愈力得到全面的激发。在此基础上，一些成熟的、现代医学循证有效的治疗手段，如：手术、放疗、化疗、分子生物药物，可通过内力的帮扶、增效起到更好的作用。具缘俱足，奇迹的契机出现。

综上所述，人们精神层面（灵性）的改观、意识能量级的提高，是这"奇迹"背后的推动力量！而整体医疗给人们提供了一个不可或缺的平台，去看到真相，用爱与慈悲代替恐惧，获得真正的、持久的喜悦与平静。

我亲历的整体医疗之路

本文的作者从医多年，接触整体医疗从最初的好奇到深入的参与。疗愈的过程，也是不断认识自我，并将其揉入自己生命的过程。

岁月悠悠，一晃二十年过去。老朋友相见，高兴之余也暗暗吃惊：

徐梅怎么一点儿都没变，岁月似乎在她身上没留下什么痕迹，她依旧那么热情，健谈，充满理想。若说变化，就是变得更有趣，更有磁力了。高贵又善解人意，温和里透着笃定。

二十年前，我们曾有一段在同一个单位学习研修的岁月。共同的境遇和目标，使我们几个在一起学习的外科医生成为肝胆相照的"哥们儿"，互相交流、支撑、鼓励，度过了一段苦乐相伴、意气风发的珍贵时光。

徐梅为人热情大方，毫无芥蒂。她在哪里，哪里就充满欢笑声。她成为深得"老板"和"众兄弟"信任和喜爱的小妹。分手时节，大家依依相别，互相勉励，豪情在胸。

这些年，不断听到朋友们传来她的好消息：科主任，业务副院长，年纪轻轻就成为医院的外科专家，一把刀。后来，又听说她辞职下海创办医院，有些吃惊但也不意外，佩服之下，也有一种惋惜。

◇被她一针见血击中要害

阔别二十余年，这次老朋友们相见，徐梅显得比从前更有活力，岁月似乎对她特别恩赐。茶香酒醇，谈古论今，不亦乐乎！

席间听得最多的就是徐梅充满激情地谈起她所从事的整体医疗，这是一套全新的医学模式。她的许多观点让我很震惊，对于我们这么多年完全接受西方现代医学教育的"专家"来说，有些东西甚至有点儿离经叛道，一时让人难以接受。但是我听了她讲述的一个个神奇病例，尽管有点儿不可思议，但止不住充满好奇。

最让我触动的是她毫不客气地指出我一些与年龄不大相符的状态。

两天会议结束，我们的谈话已经比较深入，我也向徐梅简单谈了我的工作、生活近况。问及我的身体情况，我不在意地说："没啥大问题！

有痛风，慢性过敏性鼻炎，都是多年的小毛病；再就是体检血脂稍有点儿高，颈动脉发现了小斑块，B超报告有轻度脂肪肝，甲状腺有几个小结节。"我笑笑为自己释怀，没什么，这个年龄都挺常见的。

从整体医疗的观点来说，任何疾病的发生都是有病因的，且存在着一个持续发生、发展的过程。一般从病因到身体出现功能性改变需要6—8年的时间，从功能性改变到出现器质性改变需要2—3年。

你现在身体已出现器质性病变的早期表现，说明你的病因已经持续存在很长一段时间。一般病因都与内在的压力与情绪有关。这次一见你，就感觉你变化挺大，不仅是容貌和体态，更明显的是精神面貌。

原来的你，出现在哪里，都是一团火，粗门大嗓，雷厉风行，充满朝气；现在的你，老成持重，不苟言笑。人显得儒雅、和气，眼中却少了过去那种热情、敏锐的光芒。这和当年那个谈锋机敏、不时爆发出爽朗大笑的有为青年判若两人。这不是天然的你，不是处在正常生命状态的你，而是一个在内心压力下固缩着的你。

她慷慨激昂的一番陈述，电闪雷鸣，直击要害。我虽然一下有些难以接受，但内心不得不承认她的话鞭辟入里。这些年来，一些多年未见的少时朋友也说过我变化很大，性格和以前完全不一样。我自己也觉得这不是我最喜欢的状态，但又归于造化弄人，人最终是要适应环境与年龄的变化的。我想做些辩白，可那些理由在徐梅的字字千钧面前都显得那么苍白。

徐梅紧接着道："你这种情况持续下去，结合我对你生命密码的分析，不出十年，你的身体，特别是心、脑血管系统就会出现大的问题。你必须要做出一些大的调整。我希望你到昆明来做一次整体医疗的全面体检和系统治疗，正好十月份，第一届整体医疗国际论坛在昆明召开，欢迎你来参会。"

我充满好奇与期待，愉快地接受了邀请。

◇参加第一届整体医疗国际论坛

这次大会与整体医疗近距离的接触，带给我巨大的身心震撼，也成为一次契机，让我充满热情地投入到整体医疗事业中。

大会从上午 8 点持续到下午 6 点，除了短暂的午饭时间，中间几乎未休息。与会的五百多位来自全国各地、各专业的医疗专家都被深深吸引。整个会议期间，没有人走动，没有人看手机，大家都专注地听，提问、录像、拍照。专家讨论发言期间，国内外专家不顾"矜持"地抢话筒，临时主持人几次强调自己的"特权"延时发言。大家一直情绪高涨，会议一再延时。与会专家纷纷感慨：如此磁力的专业会议从没见过！

特别令人感动的是整体医疗亲历者的病例分享。几位病友都已被常规的循证医学宣判为不治之症，他们的故事动人心魄，让人久久不能平静。与会专家感到一种从来没有过的医生与病人、病人与医生之间的心息相通。大家一起为病人内心深处的那种绝望无助而战栗、痛苦，为医患间迸发的那种爱的力量而感动、流泪。

一位有成就的传媒工作者，三年前因特发性肺纤维化被多家医院判了死刑。用亲身经历分享了她在瑞奇德医院绝处逢生的整体医疗体验，在人生路上脱胎换骨的蜕变："感谢徐梅院长，感谢这次疾病！我重新发现了自己，找到了与世界、家庭、工作和谐自然相处的美妙。"大家从她正在世界游历的照片中真切感受到了她现在的美丽与飞扬。

戴卫，一个从事慈善工作的外国人，被送到瑞奇德医院时已深昏迷五天，且身无分文。全纵隔脓肿、脓胸，胆囊坏死、多器官衰竭。被多位专家诊为"活死人"。当经过千难万险，终于转危为安时，有人问徐梅："你为什么这么坚决，义无反顾地要救戴卫？"她回答："爱！戴卫的爱深深打动了我，我有一种强烈的使命要去救他。"人们也好奇地追问戴卫："你的身体、生活条件那么差，还需要那么多后续治疗，为什么还要把捐给你的巨款捐出去？"他平淡地说："我已不再需要。"

他带着他的家人，妻子与两个孩子，走上台去："我这个病，即使在西方，我也早去见上帝了。但我能在瑞奇德获得新生，只能归于爱的奇迹，我愿将余生留在瑞奇德，做一名爱的使者。"

全场沉浸在爱的海洋，泪流满面。或许已不是一个单纯的医疗故事，而是一个关乎爱的故事，爱的纯粹，爱的感动，爱的传播，爱孕育着无限的奇迹。

一位年轻漂亮的女士，几年内接连有三位亲人因癌症去世。半年前她又被查出了肺癌晚期，已出现广泛转移伴大量胸腔积液。接连的厄运彻底将她击溃，完全丧失了治疗的信心。虽然经过一段整体医疗，取得了一定的疗效，但内心的小火苗实在太弱，时常被巨大的恐惧、无望、羞愧、自责所扑灭。

徐梅认为，这次会议就是一座巨大的能量场，是帮助病人获得力量实现突破的一次契机。全场起立，合掌为她真诚地祈祷。当她勇敢地走上台分享她的真实经历时，全场报以长时间热烈的掌声。那一刻，我们都感受到了那强大的力量，获得爱，给予爱，爱的无穷力量！病人哭着走上台去，笑着满脸闪着光离开："我会勇敢、轻松地面对！"

一位来自哈佛医学院的教授多次眼含热泪发言："这代表着现代医学

发展的方向，我在这里看到了具有中国特色的开创性的医学实践和医学奇迹。这对中国，以及世界的医学发展都是浓墨重彩的一笔。"

行医这么多年，我第一次动情地倾听一个病人的心声，知道他们的喜怒哀乐，知道他们的爱恨情仇；第一次真正体会到了医者仁心；第一次触摸到了爱对于疗愈的力量。

如果说我以前对整体医疗除了好奇，还抱着一丝怀疑，这次大会上的切身感受，让我彻底打消了疑虑，产生了强烈的兴趣，想深入地了解它。会议结束后，我在瑞奇德医院做了一次全面的整体医疗体检。

◇解读我的生命密码

这次体检让我第一次知道，除了常规的循证医学检查之外，还有一种医疗检查叫功能医学。

体检结果除了前面所述的常规体检的异常外，功能医学检查也显示明显的异常：检测提示心能量指数低，自主神经系统的自主调节表现不佳；自主神经系统的活动处于交感活动区，这通常对应身体处于应激的状态；功能医学检查还显示头、胸、腹身体大部分区域处在一种慢性炎症的消耗状态中。

徐梅为我解读了体检报告，结果验证了她的判断，由于长期处于压力状态下，我的身体已出现了明显的功能性改变，如：交感兴奋性增强，代谢异常，许多化验指标异常。某些方面已发展到器质性病变的阶段，如：多处动脉粥样硬化斑块、脂肪肝、甲状腺结节等。她说，在这个阶段若能够去除病因，配合一定的治疗，是可以明显延缓病情发展，甚至许多改变是可逆的。但任其发展下去，后果是显而易见的不容乐观。

徐梅认为，所有器质性病变的根源在于人的内环境，包括头颈、胸腹都处在一种慢性炎症的状态，而这种慢性炎症状态在于人对外界事物长期的不接纳，导致内心产生一些压力和焦虑。

压力？我有吗？到了这个年纪，对一切都已风轻云淡了。而且，因对工作环境的一些氛围不太喜欢，不想同流，已有许多年身在工作，意在田园。在这种心态和工作方法下，自己这些年还是蛮轻松的，甚至有些优哉游哉。

当然，作为医生，我对自己的身体还是比较清楚的。每年体检开始亮起一个个小红灯，任其发展的预后，我也是了然于胸。但又认为这是随年龄自然发生的，除了一部分生活习惯因素外，主要与遗传及体质有关，也没什么好办法。我这些年也开始注意饮食调节和运动，改善不大，但从没想到与内在压力有关。

徐梅直截了当地指出："与年轻时的你相比，你现在脸上很少有开怀的笑容，缺乏耐心，易发脾气，这都是压力下的情绪表现。"

接下来，徐梅与我进行了长达两个小时的分析，也是第一次治疗，寻找病因。除了心理量表之外，徐梅还借助一个工具——易学，对我的生命密码进行了详细的解读。我有生第一次，用这种方式来了解我生命的特质，与世界相处的方式，以及产生内在压力的原因（病因），十分震撼。

你生命的特质是"火"；你是天生的法官及爱的天使。发现问题的敏锐思想上的对错与内心慈悲的纠结是你今生最大的病；治疗方法，就是立大的愿景、目标。志远则眼前便是小事。

关于我是谁：你今生的使命注定是以火的状态，从事着你最喜欢的医疗事业，而你遇事的思维定式是"我的标准"。

火是什么？火是带给人温暖、希望。在火当中没有任何藏污纳垢之地，爱憎、黑白分明。且有英雄的特质及情怀，上天安排你身为英雄，并且是重情重义的英雄，可以为了爱的事业，爱的人，鞠躬尽瘁。但是，最大的软肋是不能受委屈，难于承受被人误解。而误解的源头，就是来自你的标准。

你与世界相处有四个维度：思想、事的细节、方式及方法、感受。尤其是具体的方式方法如果与你的标准相距甚远或者相违背时，就会产生委屈、愤怒、莫名的羞辱和深深的自我否定。希望世上所有的事都按照你的方式方法发生。当然这是不可能的。

你的生命特质是"火"，而你的才华是"水"，才华、标准使用过度将扑灭烈火，是你面临的最大问题。

火是眼睛里面容不得沙子。任何的不公不平，在你这里都是零容忍的。为了公平公正，你是可以赴汤蹈火，万死不辞。这就是你本人生命的属性，一个超人的属性，英雄情结。抑强扶弱、匡扶正义、善良、爱打抱不平是你骨子里面的东西。正所谓，路见不平一声吼，风风火火闯九州！所以，在你的生命里，有太多的不平和愤怒了。因为，在你的眼里总能看到这些不平，而且被它深深困扰。而源头是你的标准，大事、小事都要用你的标准这个筛子来过滤，必然引起你强烈的情绪反应。

所以，今生的修行就是要放下标准，放下"我以为"的方式方法，去接纳。最有效的途径就是树立大愿景，大目标。

徐梅在黑板上仔细分析了我生命密码中各个脏器间的生克制化、相互病药作用关系，还详细分析了我每个关键的人生时间位点，具体重大事件与我的情绪、疾病的关系……

◇一番话点醒梦中人

徐梅今天对我生命密码的解读，好像给我的人生回放了一场电影。丝丝入扣，句句中的。我是谁？我的人生会有哪些遇见？路在哪里？真是醍醐灌顶，茅塞顿开。

我从小敢做敢当，是个流血不流泪的人，但就受不得委屈。喜欢我的老师不止一次谆谆教导：你聪明、勇敢，正直、善良，但人太莽撞，不懂迂回，要改脾气，否则将来走上社会会摔跟头。

少时不懂，后来在生活的摔打中慢慢似乎懂了一些，但并没有真正找到问题的症结，并没有找到与这个世界融洽相处的途径，甚至用避世来逃避。我自己以为读懂了世界，实际是进入了另一种误区。

正如在生命密码解读中提到的，悬壶济世是我骨子里的，我爱医生这个职业，选择了这个职业，也为此竭尽全力。但工作中有那么多不如意，而这些不如意都跟对错有关系。这些一直压在我心里，好像年代已久远，我以为已经忘了。

当徐梅谈话的过程指出来的时候，我突然发现，那些愤怒还在，那些委屈还在，那些不平依旧还在。我第一次意识到，原来我的病与这些是有因果联系的。我的标准不仅是伤害别人，更重要的是伤害自己。

要从病因入手方能治标治本，要摆脱我生命的桎梏只有树立远大的目标，对此，我深以为然！这也是我从这么多年人生教训中得来的。从小顺境，缺少榜样，养成了自己散淡、无所谓的习性。无知无畏，没有大方向，所以时常在小事上绊跟头

目标远，才行得远。远大的目标来自心中的爱。爱是什么？是接纳，是尊重。而我原来就是不接纳，不尊重。

对平日生活中一些常见的人和事我们也进行了讨论，徐梅的剖析高屋建瓴。

例如：工作中的一些不如意让我心灰意懒，总在逃避。而且特别烦现在一句叫得很响的话："做事先做人。"我很不认同，特别是对某些国人的所谓"做人"观，世上许多事都是被这些"会做人"的人搞复杂，搞砸了。我自己学不会，也不愿学那样的"做人"。

徐梅谈了她对"做事先做人"的认识：

若说现实中所谓"做人"，无非是要搞人际关系，甚至结党营私，我同意你的观点，这种做法对社会有害，对其本人也无益。即便短时"有用"，路也会越走越窄，人的格调会越来越低，终被唾弃。但这是误解，是思维狭隘的表现。

做人与做事，都是有境界的。说做人，应该是比心胸，眼界，通透；说做事，不光是指办具体事的能力，具体事的好坏、对错，更是指做事的格局，你要把事办成"我的事"，还是大家的事？若是从为大家办事的角度出发，人的心胸自然不一样，得道多助，事自然也容易办成。这里面最重要的是有无私心。

王阳明说："蒙蔽心灵的永远是私欲，一点儿也不能留。"我们按这个标准对照一下以前自己做的事，是否会有所启迪？真正能成大事的人，简单、正直，没有私心，坚韧不拔。我认为这是"做事先做人"的真正内涵。

"你点到我了！我真的需要好好反思一下。"我表示心悦诚服。

一场谈话下来，我感觉神清气爽，人一下子通透起来，很兴奋。对整体医疗，对神奇的易学，我也产生了浓厚的兴趣。

"我们今天就开始你第一个阶段的治疗。"徐梅也轻松起来，给我开出了第一张处方：

1. 定时服药（略）

2. 情绪管理（每天列表汇报）

正面情绪＋≥6次／日

负面情绪—为零

3. 运动≥5—7公里／日

4. 放空或欣赏≥2小时／日

5. 良好睡眠≥8小时／日，深睡眠≥2小时／日

6. 饮食：少甜，少脂肪，少肉。多食水果、蔬菜，2盒酸奶／日

7. 戒烟、戒零食

管控好情绪很重要。徐梅说道："这需要练习，助理医生会与你保持联系，给予指导。管控情绪就是要去接纳，每天一起床，让思想放飞一下——一切皆是缘分！一切皆是完美！让它来捕捉你那每一次不易察觉的情绪。"

疾病始于情绪，情绪都是你内在信念和心结的反馈，放下过往那些心结，疗愈心灵，就疗愈了身体。所以我们的整体治疗就从管控情绪，解开心灵的枷锁开始！

◇深入参与整体医疗的过程

治疗的过程并非一帆风顺，有坚持，也有反复；有飞翔，也有沮丧；

有意见统一，也有激烈争辩。疗愈的过程，也是不断认识自我，挣脱牢笼，放飞心灵的过程；也是对整体医疗的认识不断深入，并将其揉入自己生命的过程。

一切疾病都起源于精神层面。通常是心智体上的一些信念造成了情绪的淤塞，最后会表现为疾病。除了这个人人都能看得见的物质身体，每个人也还有一个情绪体，一个心智体，还有一个灵性体。情绪的淤塞在物质体里表现为某些淤塞物（疾病），同时，它还导致人体内能量流动的不通畅，让灵魂变得滞重，就像小鸟打湿了翅膀。

冰冻三尺非一日之寒。我目前的生命状态是我的生活环境与我本身的思维定式相互作用的结果，在我内心深处已形成了一些根深蒂固的信念。这些信念，如老庄哲学的"无为"，道家的"顺其自然"，中国文化的"田园"文化，与我本身的生活相糅合，已"自成一体"，成为我生命的一部分。"保护"着我，同时，也禁锢着我。

徐梅知道，愈病先愈心，只有先解放思想，才能使灵魂放飞，才能从根本上释放情绪、压力。但谈何容易，从生命密码中她就知道我这种自我标准极重的人最难以改变的就是思想、思维模式。为此，在此后的整体医疗中，她与我进行过多次、反复的思想对话，思想交锋。现摘取片段。

我问：中国儒家思想教人入世立身，就是要有所作为：修身、齐家、治国、平天下；道家讲：清静无为、回归自然；佛家讲：放下。我觉得都有道理，且各有其适应的人生阶段。我认为人一生都要经过两个循环：一个是肉体的，从出生，发育成长，到衰老死亡；另一个是灵魂的：从走出（入世），到实现自我价值（认识世界），最后归来（出世），完成超越达到灵的安适（我是谁？）——而田园，就是中国人完成超越，回归自我的一条约定俗成、殊途同归的路。我现在也正走在回归的路上，为什么一定要改变呢？

她答：我认为，无为是达到一种境界，并不是无所作为。田园是精神的升华，而非对社会的逃避。田园诗鼻祖陶渊明的《饮酒》："问君何能尔？心远地自偏。采菊东篱下，悠然见南山。……此中有真意，欲辨已忘言。"精神何等高洁。最为推崇陶渊明的苏轼，贬官黄州身处田园，读他的《定风波》："莫听穿林打叶声，何妨吟啸且徐行。竹杖芒鞋轻胜马，谁怕？一蓑烟雨任平生。"何等豪气！他们都是真正具有田园精神，在田园中，获得了精神的自由与高洁。正像陶渊明的诗所说："少无适俗韵，性本爱丘山。……久在樊笼里，复得返自然。"

中国的历史文化长河中，田园成了中国文人的避难所。儒家"独善其身"的思想和老庄"道法自然"的思想结合起来，塑造了中国文人血脉中的文化基因——隐逸文化。"诗意"本身有"幻"的成分，"隐"大多时候是为了"出"，具有蜡质的脆弱性，更可能、更可行的是选择浅近、简约的农村田园，如：长安近边的终南山。

所以"回归"没有错，"田园"也没有错，只是你的心归处是否就在田园？你是否真的在田园发现了内心的自我，是否在田园找到了乐在其中的情趣？

——怎么才算找到"内心"？

——那是一种，骨子里喜爱自己，认可自己，乐在其中的状态。

——怎样才算真正找到了"情趣"？

——情趣不是一种需要，而是燃烧的心，陶醉的灵魂。实际上，"事业"和"情趣"都是欣赏自己和发现自我的载体。

——你从骨子里喜爱自己目前的状态吗?

我认真地想了想,摇了摇头。

"是的!"徐梅肯定地说,"我见过当年身处事业中意气风发的那个你,知道真实的你是什么样子!你目前的状态,是因为你没有在当前的工作和生活中找到与你心灵契合的志趣,生命之火没有燃烧起来,灵魂之鸟没有飞翔起来。"

"你表面看心在田园,实际是精神上的颓废,是一种对生命的误解,违背了你原本的天性。这都在你日常行为、情绪及身体状况中表现出来,你正在强迫自己做那些不能真正表达你是谁、你想成为谁的事情。"

"故你必须改变你目前的工作、生活状况!在生命中寻求新的突破、发现、创造!"

怎样突破?我有些茫然。

"发出大的愿景!将自己的生命投入到人生美好和人类福祉的事业中去,真正地放下过去。找到新的人生意义,在做事中找回自信,找回喜悦!"

"实际,现在就有个事情特别适合你做",徐梅说,"我正在寻求合作伙伴,需要一个既懂医又有文学功底的人,而你正合适。在我眼中,你是医生中的才子。过去写的一些东西,既有人文素养,又包含一定历史、哲学的底子,对中国历史及传统文化的了解和见解在医生里面是不可多得的。"

对此,我很惊讶,我从来没有这样认为自己。徐梅鞭策我说,整体医疗目前的发展方兴未艾,急需要有丰富临床经验及生活阅历的专家参与。这些年,她积存了大量十分有意义和给人以思考的案例,正需要分析整理,编撰成书,让更多的人了解整体医疗,让更多的人受益。这是一件有关人类福祉，胸怀大爱的事业。

而在与我接触过的人里面，大家都觉得我是个"英雄"。既然是英雄，就来做些英雄的事！王阳明说，最靠谱的修炼是做事，在做事中磨炼自己。对于我，这既是生命中的一次突破与创造，也是一次疗愈。

在我的生命密码中显示，大的愿景是我一生的君药，也是内心疗愈的关键。而大的愿景都是出于大爱，将自己与人类命运、自然万物和谐美好联系在一起。这些在"大我"中发现自己的人，才能真正放下"小我"，摆脱平常生活中压力、情绪的干扰，获得每一个当下的喜悦，疗愈心灵，疗愈身体。

"我对你很有信心！我相信你肯定会成为一名优秀的整体医疗医师，也一定能够对整体医疗事业做出自己独到的贡献。"

徐梅的话含有巨大的能量，把我引向更高的维度空间，也与我多年的向往契合。我郑重地答应下来。

我们高兴地握手庆贺，她祝福道："我有一个深刻的体会，整体医疗是我寻找预防疾病、防止大病发生的探索之路，也是我人生的修行之路。希望你在这条路上，有同样的收获。疗愈病人，也疗愈自己。"

她给我留下了一排书目，整体医疗的、哲学的、艺术的、心理的、营养的、康复的……是整体医疗的课程，也是一张关于思想、行为改变的处方。

◇做到才是真悟，相信就能看见

转眼一年已经过去，我的身体情况有了很大改善。体重减轻了八公斤，血脂和血尿酸控制在正常范围，脂肪肝消失了，痛风没再发过，过敏性鼻炎发作频次明显下降，颈动脉上的小斑块和甲状腺上的小结节没什么变化，没有明显增大。家人和同事们都说我变年轻了，显得很有活力，爱说爱笑了。

第二次回医院复查时，我对结果很满意。徐梅向我表示祝贺的同时也明确地指出了存在的不足。正面情绪 ≥ 6 次 / 日还做不到，负面情绪仍有。运动量也不能经常保持。若改变更彻底的话，颈动脉斑块和甲状腺结节可能会变小，甚至消失，这样的病例很多。

主要是情绪控制不满意！虽然大的情绪爆发已很少见，但小的情绪，连自己都没有感觉到的情绪还时常有。生活中还是时常受到外界的干扰，表现出情绪的波动，这个时候也往往是我过敏性鼻炎发作的时候。在讨论书的写作过程中，特别是遇到困难、迷惘、信心受挫的时候。她在电话和微信中指出我的情绪，我还未自觉，常常很惊讶，没有呀！我很正常，没有处在情绪中啊！

对此，结合生活中的小事例，徐梅对我曾做过仔细的分析，令我印象深刻：

其实，修行修什么？都是当下那个念。如果那个念你抓不住，不能反转，都不是真悟，只是个理论者，是个知识点。

在事中训练爱、接纳。当下悟！完全接纳，平静去做。如何在事中悟？就像我们从小学到高中、到大学的一个个训练和一场场考试。

人来到这个世界上，是向死而生。今生你一定是有任务的，我认为这个任务是来悟的，是走时比来时更好。

我上次去一个城市开会，到得很晚，十分累乏。可不知哪个环节出了错，酒店竟漏掉了我预订的房间。如果我是带着愤怒，带着不接纳，那么我就没有当下悟。我悟到了，我心平气和地与预订公司和酒店交涉。一开始，酒店说不是他们的问题，没办法。打电话给网络预订公司，他们也表示现在没办法！当中我也没有愤怒，没有怨，转向服务生："你看，你能怎样帮我，来实现我的目的？"小伙子觉得我挺委屈的，主动帮我，打了许多电话，最后圆满解决。

接受每个当下，你只要尽力去做，那个我觉得其实已经是悟了。

在这样的小事中我们一样可以悟到爱与接纳：人家一定不是故意要把你弄错的。其实这里面就是爱！由此，那么无论是什么结果，已经在训练接纳。就这样的事，如果以前我没有悟到，今天在这个事当中我悟到了一点儿，那么，这个事就有意义了。

针对我的具体情况，徐梅又谈道：

你容易纠结在事中，实际就是被"事"与"理"隔着了。从生命密码中就知道，你是格局大的人，在大事上是不会糊涂的，但在小事上，你可糊涂了。所有的病都来自情绪，而且你的愤怒瞬间就可出现。需要改变的，是当下的小事，没有情绪。我完全接纳，一切皆是完满！

光来了，黑暗就不在。觉察就如黑夜中的明灯，能让我们轻易绕开总是绊倒我们的障碍。

你过去的事，若当时有觉察，就绕过去了。事情发生了，若觉察了，悟到了爱与接纳，才是真正地放下，真正地释怀。就会用一颗感恩的心去看待那件事，甚至和你起冲突的人：若没有那件事，那个人，你就不会有目前这种沉潜、读书、思考、体悟，可能也就不会有这本书了。

因为感恩，才终究能去除心魔，从而幸福。否则我们只会被过往画地为牢，被偏见占满内存，一错再错。

这是一种境界，庄子谓，"至人用心若镜，不将不迎"，即事来则应，事去则静的境界。密宗将这种修炼称为"观照"，即我们唯一关切的是去"看"某个特定的发生，单纯而没有任何知见地看着，不去评判、闪躲、强化、持续或抗拒它们。这样才能最接近它的全貌。

我在一次潜水的过程中，对此有了恍悟——就像纵身跳进波涛汹涌的大海，潜入那沉静而安宁的海底一般……刚开始时，你也许只能潜入几米深。但如果你持续下去，就可以潜入灵魂的深处，放松地躺在底端，以警醒而疏离的态度看着上面的波涛。

"每次与您的交流都使我脑洞大开。"我感慨着，"在这条路上，我已获得良多，但我现在知道这是一生的课程。"

徐梅与我共勉道："整体医疗师的治愈过程，也是自我治疗的过程。他给予病人的不光是有形的、具体的治疗，且他的品德、境界、魅力，都是影响病人，引领病人的一部分。"

前些天无意间发现，右颈部原来吞咽时可以触到的甲状腺瘤摸不到了，做 B 超复查一下，果然明显变小，原来葡萄大小，现在只有绿豆大。颈动脉斑块也缩小了，真是意外之喜！

这些意外之喜这两年在我身上接连出现。

首先是人的状态，鼻炎不知不觉发作的次数越来越少，代谢紊乱症候群得到缓解。关键是人变得有活力了，变得喜悦了！从内到外，对生命的那种喜悦与激情又重新回到我身上。

人变得接纳了，原来的我特别较真，针尖对麦芒。学了《易经》之后知道，我这规矩、条例特别多的人，着实不易改变。俗话说，撼山易，禀性难移。对于我这方面的变化，家人、亲人最敏感，真心为我高兴，说我变得可爱了，幽默风趣多了。

参与整体医疗，分析整理的过程像抽丝剥茧，一点点儿打开我，让我的思维开放、接纳。而对于我这样原本有那么多"我以为"的人来说，看见也不一定相信。在参与整体医疗的过程中，那么多的案例，我直接参与了解的就有四十多个。病人的陈述，医护人员的陈述，让我真正看到了优于传统循证医学的疗效。而且，病人和家人有如此明显的成长，令人震惊，传统的医疗是根本做不到的。

我原本心中的"固着"一点点崩塌，信心、信念、热情逐步建立。认识到整体医疗的独特魅力：好的治疗标准，不是单纯改善症状，改善临床指标，而是恢复社会功能；疾病的有效的治疗过程不仅是一次器官修理，而是一次自我探索、自我觉醒的历程。其中，我自己也领悟到：一切成就皆出于思想，相信就能看见。

第七章

关于死亡

老子曰："出生入死。"

出生之时已走入归途。每个当下才有意义。

作为医生，我天天与病魔打交道。和遭受着巨大身心痛苦的患者及陪护家属朝夕相处，我也见证了数不清的人生最后一幕。见惯各种生死，目睹人生百态，不由得感悟着生命的万般奇妙与鲜活启迪。

"我要走了。"大师在电话中和我做平静的告别。我一点也不意外，却又那么震撼。那一秒，身心似被一种力量震慑，神思被带入无涯。对这个奇妙的宇宙、万物及生命，我是如此强烈的好奇：未曾生我谁是我？生我之时我是谁？长大成人方是我，合眼朦胧又是谁？（顺治帝诗）。虽未赶上与大师当面话别，我却觉得已与大师星云际会。

生死一如，何足忧喜

医院里的一幕：洛桑要走了。复杂的心情和语言的不通使我迟疑着不愿迈进他的病房，但在进门的一瞬间，我就豁然开朗。

洛桑微笑着看着我——一如平常。眼神里看不到绝望、恐惧、焦虑，只能用一个词形容——平和。你忘记了在病房，忘记了面对的是一个医生已感到技穷的临终病人。

你心生一股奔涌的暖流，只想紧紧握着他的手。如同心匍匐在八廓街上、大昭寺旁；如同站在火烧云把半边天都映红的空旷戈壁；如同一人面对夕阳映照下的金色雪山，你会控制不住泪流满面……不是因为悲伤，也不是因为痛苦，那是无法言说的对自然和生命的感触——无关自身，只关乎天地世界。

那是一种对永恒的触摸——生，是死的延续；死，是生的转换。生也未曾生，死也未曾死。生死一如，何足忧喜。

李敖生前最后一次接受采访（2017 年，《亚洲周刊》），记者问他，怕不怕死？他回答得很有趣："我最后一场'表演'就是死给你们看，我很快乐的，一点没有悲伤，一点没有恐惧。我没有相信上帝，相信上帝是快乐的，但我没有相信到。像我一个好朋友的妈妈就是，相信人死后很快乐，上帝会来接她。但我的上帝不会来接我，因为我做了太多坏事。"说完大家都大笑起来。接受采访后不久，李敖溘然长逝。

泰戈尔言："生如夏花之绚烂，死如秋叶之静美。"面对这些用生之绚烂诠释死之静美的生活的勇者，你才真正懂得夫子所说的"未知生，焉知死"。他们是对这个世界怀有大爱，对自己的生命怀有使命的人。只有拼搏过的人生才能彻悟生命，豁达死亡。

他们的离去，虽让我们有生命无常之憾意，更多的是"天空无痕，我已飞过"的豪情，死者死了，生者会更加健康、积极地生活，以绚烂多彩的人生来祭奠死者的亡灵。这样，死者的生命在生者的身上得到延续，代代相承，所谓历史和民族，世界的进步与美好就是这样形成的。

见到更多的，是那些如静悄悄来一样也静悄悄地去的逝者，除了他们的至亲好友，没有太多的人在意他们的来去。你可能看到他们及亲人的无奈与悲伤，也能看到他们的坦然与韧性的力量。

如一滴水的来去，来时随风雨洒落大地，汇入江河，去时随云雾融入苍穹。天地万物不正是这样循环往复去到永恒？他们的生命是那么的渺小，却又让你心生敬重，不敢有一点轻慢。生活在不停地告诉着我们：

一沙一世界，每一颗沙粒都曾是一滴眼泪。

当然，在医院这个大舞台，每天目睹各种生命悲喜剧呈现。有一段医疗界艰难难时期，经常在各种新闻报道可以读到，有死者惶惶，家属戚戚凶凶。把医院抢救室当作了他们倾泻人生痛苦的出口。会看见各种各样因死亡结果导致家人的歇斯底里、忘乎所以、肆无忌惮、穷凶极恶的表象。医护人员好像被他们当作阴曹地府里拿错了索命牌的小鬼，遭到谩骂、攻击和身心的摧残。因为死亡是不可接受之痛。

遇到这种情况，除了对我们当前形势下的医生、护士有一种痛心的悲哀，还有对目前这种并不少见现象的人性的悲悯。当我深度了解现象背后的真相时，不由得思考：我们的民族，我们的文化在怎样对待生命、对待生死方面是否还缺乏一些系统的教育？包括人生观、生死观的教育，社会准则及法制的教育，以及死亡教育。除此之外，是不是还缺乏一些宽度与厚度，一种在人文根基上的哲学与宗教的滋养与支撑？

我们的生活里缺乏死亡教育

在中国人的观念里，死是一个很忌讳的词。平日里，大家一般不会讨论死亡这个话题。很多人都是大限已至时，面对从没有认真思考过的死亡，惊慌失措。

人死后会去哪里？这是哲学里三个基本命题中最根本、最终极的问题！因为"我是谁"是走在路上（人生中）逐渐认识的，而"我要到哪里去"决定了你将走在什么样的人生路上。而中国文化对哲学的这个最根本的问题一直采取回避的态度。

有人说，我们的文化里缺乏死亡的教育。我倒认为是我们的文化没有在哲学层面认识死亡的重大意义。

夫子曰：未知生，焉知死！我们从老祖宗那里就回避这个问题。而其他文化将如何看待死亡作为哲学的终极问题：未知死，焉知生！故中国人常常在生命的终末才蓦然长叹：我为什么要这样活？

李开复这位秉持以"世界因我而不同"为理念的天之骄子、青年导师，在突患淋巴癌，死神临近的重大关口才幡然顿悟："懂得死亡，才真正懂得什么是生命，什么是人生价值！"重新审视人生，写下自己在生死面前的答卷《向死而生》。

关于活着这件事，死亡是最好的老师。

"很多时候，尽管生命依然在进行新陈代谢，但我们并没有活着，或者说并没有真正活着。只是在死亡刹那，或经过死亡体验后，我们才开始有了真正的生命。"乔布斯说："死亡的意义就在于让我们知道生命的可贵。一个人只有在认识到自己是会死亡的时候，才会开始思考生命，从而大彻大悟。不再沉溺于享乐、懒散、世俗，不再沉溺于金钱、物质、名位，然后积极地去筹划与实践美丽人生。"

冉克雷维说："提早认识死亡才会深刻人生。"

生命有开始就有结束，这是生命的定数。各种生命体的定数是不同的，有朝生暮死的；有春生秋落的。有命数几年、几十年的；也有百年、千年不凋零的。这是自然的规律，有生就有死，有死才有生。这正是宇宙及生命存在并循环往复的基本规则。

我们的教育应该是引导孩子们从小正确认识生命过程、认识死亡，懂得生命可以枝繁叶茂地生长，也可以在凋谢时从容退场。欣喜地拥抱新生，坦然乐观地接受死亡，这是一种生存的善意和对生命本身的尊重。

而教育的现状常常反其道而行之。亲人去世时，凄厉的唢呐喧天，人们辗转哭号，表现得像天塌地陷。当孩子们懵懂询问时，我们不是搪塞回避，就是胡乱作答："他在睡觉""他去旅行了""他上天堂了"……结果让孩子对死亡产生了深深的疑惑和恐惧。

大人们以为如此将孩子们和死亡隔离是对他们的保护，却不知这种做法对他们造成了多大的伤害，使他们的成长教育一直缺少"死亡"这一课。

死亡教育已在欧美发展得相当成熟。孩子们在生活中、儿童书籍中能够得到自然而然的教育。欧洲的墓园大多建在城市中心与生活区比邻，他们用鲜花像祝福活着的亲人一样祭奠逝去的亲人。人们在墓园里悼念，也在墓园里休息、看书、野餐。死与生一样正常、平常，活着时好好相伴，离去后，人们用各种方式纪念。因为被人遗忘，才意味着真正的死亡。

死亡教育在欧美已经成为学校教育中的一门学科，从幼儿园开始就一直潜移默化着。

医学博士朵朵讲述过一段亲身经历：

2009 年，她到纽约读医学博士，6 岁儿子成成便被接到美国上学。成成入学一周，朵朵便接到了老师电话：

"周三有堂死亡教育课，希望你陪孩子参加。"

"死亡教育？"朵朵吓了一大跳。

但那天，朵朵还是去参加了。原来，是同学们集体养的兔子"花生"

死了，老师要给它开一个追悼会。

"花生的离世，让很多同学很悲痛，当然也有同学表现得事不关己。这两种情绪其实都是不对的。今天，我们一起来给花生做一本纪念册，大家可以把平时给花生拍的照片，想对花生说的话都收进这本纪念册里。"老师说。

孩子们忙活一阵后，纪念册做好了。老师一边翻相册，一边对孩子们说："花生在生前得到了你们细心的照料，离开时它带着满足的笑容，你们给了花生一段幸福的生命之旅。花生生前给你们带来了许多欢乐，离开后你们应该感激并肯定它曾经存在的价值。"

孩子们听着，一个劲地点头。

朵朵问儿子："兔子的死，你是怎么想的？"

"刚开始我很难过，但听老师说后，感觉兔子离开是很正常的事，就像花儿最后要枯萎一样！"

看着儿子课后能平静地面对生死，朵朵不禁赞叹死亡教育课程的神奇。

"妈妈，我可以养一只小白兔，也叫它'花生'吗？"

"当然啊！"朵朵欣慰地点点头。

祭奠逝者，安慰启示来者。只有真正体验过死亡，才能明白生命所赋予的意义。

这一篇讲关于死亡的话题，结束之时我忍不住附上我的读书笔记——崔雅之死。

死亡可以如此美丽、高贵；死亡可以是这样从容、感恩；死亡时可以怀着如此热切的期盼与信仰……读到末尾，止不住数度热泪盈眶。

美国后人本心理学家、哲学家肯·威尔伯与美丽、活泼、聪慧的女子崔雅彼此一见钟情，"好像生生世世都在寻觅对方"。婚礼前夕崔雅却发现罹患乳癌。他们携手相伴走过崔雅生命的最后五年。这是见证爱情神奇与伟大的五年；是与病魔殊死搏斗的五年；也是他们相互成就，意识与生命得到超越与升华的五年。终于到了要告别的时候，这是我读过的最美、最感人、最惊心动魄的生命告别。

我读得好慢，终于到了她要离开的时光，我忍着没提前看结尾，我预感到她的死会超出我的想象，但读着这一段，目睹她离去，惊异、震撼，身心被摄魄，只有静静目睹……

那是一种什么样的热情？！生命即将离去，眼睛最后一次闭合，她对爱人最后的一句话，充满热切的热情："……我好快乐，我好高兴……我要走了……你会找到我吗？……你保证……"

被摄魄，那是一种怎样的镇定？！她已明了她的最后时光，她微笑安静地对爱人说："让我完成我最后的疗程……"

"是该走的时候了……你是我的冠军……"

放松，清醒地看着她的爱人，最后一次，永远，闭上眼睛，像生命中最平时的一次静修……

已数小时"无意识"的她人世间最后一句话，是清楚的"谢谢你"，感谢亲人的美意。

生命可以这样，死亡可以如此。

我被沉浸洗礼。

生命之花凋零时，也该去得完美

人们常说，世界上除了生死都是小事。做医生做得久了，我经常接触到生离死别的故事。在这些故事里，有些人心怀恐惧、忧虑不安地离开了人世，有些人则带着满满的幸福感和愉悦感告别了挚爱的亲人。

我们都知道中国人特别忌讳讲死亡。在医院常有的一件事，就是医护人员如果排班排到看护急危重症的病人，会想办法让他坚持到下一个班，不要在自己的这个班去世。一次次地这样重复，直到最后病人悄然离世。

在那个年代其实我很无知，除了有专业知识以外，其实是很苍白的。所以常常有病人问我：人死了会去哪里？人有灵魂吗？我回答不了，但我能看到每个病人内心那种深深的恐惧。我愿意去陪伴，因为任何语言也安慰不了他们。我能做的就是坐在他的旁边，拉着他的手。他在弥留之际有时会突然地清醒起来，发现你是拉着他的手，他就安心了。

你会发现，生命到了尽头，其实每个人又不一样。我第一次开始体会到，什么叫圆满的生命，什么叫不圆满的生命。为什么在走的时候他的呈现会如此不同？圆满的生命，我们会看到他真的是很宁静的，很殊胜的，而且他身上散发的那种能量，你靠近就是舒服的、被滋养的；但有些生命在离去的时候，他的状态是恐惧的、嗔恨的。

我就觉得我应该去了解这个背后发生了什么，那我就会了解他的过往，他的家庭，他的事业，他的人际关系，就发现这个里面有因果。接触多了，其实从结果你就会知道他的过去。其实每个人的生命状态，最终的状态，哪怕是此刻的状态，都是过去的呈现。

有时候我不免想到，既然每个人都有离开人世的那天，那么，我们是否应该让这朵生命之花凋零时，也能完美地落下，最终融入自然的怀抱。当我们的亲人先我们一步而去时，我们是否能够让他平静、坦然地离去呢？其实这涉及的是一种生死智慧。

花开有时，谢亦有时。在我的职业生涯中，有这样三个关乎生死问题的故事，给我带来了巨大的心灵震撼，同时也给予我生命灵性层面的启示。

死不瞑目

这个故事，发生在十多年前。那时候，瑞奇德医院刚成立不久，对于整体医疗的应用与发展，我也处于比较茫然的探索状态。

某一天，从其他医院转过来一位 40 岁出头的患者赵女士（化名），她已在外院诊断为癌症晚期（四期），肿瘤广泛转移，处于生命的终末期。在临床上来讲，一旦病患进入生命终末期，便再无医治和抢救的意义。

可是即便如此，赵女士的家人依然希望在她离世前，为她寻一家妥善的医院，便于让她安然度过余下的生命时光，最终安心地离去。

我初次见到赵女士时，看到的是一张枯萎的面容，眼神中流露出中对这个世界的一片深情。她的双手，冰凉而僵硬。当我把这双手握在自己的手中时，却又觉得那指尖处尚且存留着一些温度。

像赵女士这种情况，我们医生是要向病人作病情告知的，这是法律赋予病人的知情权。然而，当我向赵女士的家属提及此事时，却被对方坚决拒绝。

"我妻子都已经这个样子了，如果她得知自己的情况，那岂不是更痛苦？所以，我们还是别对她讲出实情了吧！"

赵女士的儿子也不同意我们对他的母亲作病情告知，担心母亲无法承受，"万一我妈妈知道自己时日无多，再也没有存活的希望，她会不会死不瞑目？"

在赵女士的家属们看来，如今，她的承受力几乎为零，大家能做的，就是让她安然离世。

可是，我们面对临终的病人，每次进到病房时，病人说得最多的一句话就是："医生，我能知道真实的病情吗？我认为，前面医院的医生告诉我的那些都不是真的！我有直觉！"

即便像赵女士这样已经病入膏肓、十分虚弱，也会勉强支撑着精神，低声向我们问起："医生，我还能活几天啊？我是不是病得很严重，没有治疗希望了？医生你咋不说话啊，我是不是快不行了？"

面对病人渴望的眼神，我们医生的心在流泪。既然病人已经走到生命来日不多的人生节点，让病人了解自己的真实病情，对自己的生命及余下的生活作出属于自己的判断与决定，这既是病人的权利，也是对于病人作为一个完整独立的人的基本尊重。

作为医生，我深深了解，医生的闪烁其词只会让病人觉得大势不妙，顿时感到惊慌失措。未知便是最大的恐惧，这种恐惧犹如黑暗中的怪兽，潜伏在我们身边，我们知道它随时都会跳出来，但我们却不知道它躲在哪里。所以，即使是坏消息，医生也应该以一种比较肯定的语气传达给病人。这样既利于病人的治疗，也利于病人灵魂的安宁。

我们这些医生一次次与赵女士的家属沟通，但家属仍不同意，甚至威胁我们：如果医生告知赵女士真实病情，那么医院将承担一切可能的法律后果。

这可真是让我们左右为难，每次看到赵女士含泪的眼神，我的心头便狠狠地疼痛着。一天又一天，一个星期又一个星期，直到赵女士走到了人生之路的尽头，她依然对自己的病情一无所知！

在赵女士去世的那个上午，趁查房之时，她最后一次向我提出请求："您就实话告诉我吧！我到底死于什么病，您告诉我，让我死能瞑目！"

望着她那绝望的目光，我欲言又止。赵女士的家人在旁边悄悄地摇头，打手势，示意我不能告诉她实情。终于，赵女士眼神中那残存的一丝光亮也渐渐熄灭了。她去世的时候，眼睛睁得又大又圆，嘴巴张得大大的，满脸皆是痛苦和恐惧。医生将不忍的目光移开，窗外大雨瓢泼，愁云满天。当值的护士想尽了办法，也无法让赵女士闭上眼睛、合上嘴巴。

终究，她还是死不瞑目。

这件事情让我久久无法释怀，即便到了今日，我的心头依然为赵女士而垂泣。当一位病患到了弥留之际，到底是应该尊重病人的权利，讲出实情，还是要满足家属的要求，将病情隐瞒到底，便成为医生两难的选择。

我真心希望，我们每个人都能明晰地了解并掌控自己的生命。而对于一名病人来说，这是他的权利，也是他心灵得以安歇的前提。

告知病人实情，并非是对病人实施精神打击，而是对病人更具同理心的同情与尊重。世上有太多人从"我以为"出发，出于"好心"却办了不明的事、遗憾的事，甚至是坏事。

"最懂自己的人是自己""只有患者自己才最了解自己的真实愿望""其实，每个人心里都是明了的"，这些原本应该成为医生和家属的基本共识。在这个基础上，再根据病人的性格究竟比较达观还是比较纠结，去决定告诉病人多少信息、以怎样的方式告知病情，尽可能地让病人在最后的时光中保持内心的平静。

　　作为与病魔天天交手，与患者及家属朝夕相处的医生，我在这三十余年的工作生涯中，看到过形形色色的人世间悲欢离合。我时常被这样的病人感动——他们虽已病魔缠身、来日不多，但依然能够感知到他们对于生活的热爱、对于人生的达观。

　　在这样的病患身上，展现出生而为人的尊严与从容。他们给身边人带去温暖，也启迪更多的人探讨生命哲理。我自身的诸多体悟，正是经由病患启发而得来的。也正因如此，我常对自己的职业心怀感恩。我觉得，直面生死的经历赋予了"医生"这一职业以特殊的意义与厚重。

　　在很多时候，我真的愿意相信死亡是另外一种形式的生，能量不灭可以转化，生命可以优雅谢幕，他们就能在另一个世界更美好地开始。但是在更多时候，我却为该怎样告诉病人及家属作出生死选择而踌躇；经常我也会为肇事方或家属出于各种原因，逼迫医生对亡人做长时间的"抢救"而痛苦；我还会为病人到了生命最后的时刻却要遭受各种有创治疗，以至于灵魂难以平静而痛惜。

　　在这样的时刻里，我除了对目前这样一种社会环境而悲哀，我也为医生这一职业而悲哀，我更对逝者抱有深深的同情与悲悯——我倒希望，真的人死如灯灭，死者无灵。这样，他们就不会因为在人世所受的煎熬，而死不瞑目了。

高质量的生活

80岁的老人姜先生（化名）因一只眼睛突然失明，被医院诊断为青光眼。但在转到我们这里治疗时，经过仔细检查，却发现患者已是肝癌晚期，并且癌细胞已广泛转移。他的眼部疾病，正是由于视网膜受癌细胞侵犯而导致的。

诊室里，姜先生的老伴和几个子女将医生围在中间，向医生问起姜先生的具体情况。当他们获知老先生的病情时，无不流露出惊诧和悲伤的表情，尤其是姜先生的老伴，她咬紧嘴唇流着眼泪，但又很快地擦去泪水，口中低声说道："不能让老头子看到我这个样子。"

我们的医生也十分难过，考虑到姜先生的年纪以及病情，此时已经没有任何医疗价值了。我们与这几个子女经过一番深入沟通了解到，姜老先生开朗、乐观，是个非常热爱生活的人。所以，家属们认为，一定不能告诉老人家这一残酷现实，以免老人家难以承受。

可是，姜先生却一定要听医生亲口告诉他病情，他需要直面真相，而不是由他的孩子们转述。这就更让医生感觉难上加难了，让医生撒谎是一种煎熬。

我始终认为知悉病情是姜先生基本权利。在纠结两天之后，觉得还是应该进一步了解一下姜先生的家庭关系以及其他信息，以此来判断是否需要告诉他实情。

姜先生是时代的幸运者，赶上了改革开放，下海经商。他一路创业，经历了太多惊心动魄风霜雨雪，有一个幸福、和睦的大家庭：子女们孝顺，他与老伴伉俪情深。平日里他兴趣爱好比较多，晚年生活过得非常充实。最终我和医生们判断姜先生有足够的智慧和勇气面对现实，告诉姜老先生真实病情是明智的选择。不能面对现实的是妻子、孩子。这场功课或许是姜先生留给家人最宝贵的精神财富。

最终我们说服了家人，孩子希望我亲自告知。

从检查报告来看，姜先生的病灶已广泛转移，包括颅内及肺部，此时已没任何治疗意义。不过，姜先生作为 80 岁的老人，就表面来看，他的身体素质和心肺功能还不错，除了一只眼睛失明之外，身体上尚未出现其他不适，日常活动也不曾受到严重影响。但我们知道生命留给他的时间已经不多了。

在我办公室，当姜先生向我投来询问的目光时，我便尽量使用平静的语气，用白板画图，对他说明他目前的病情，可能的结果，治疗的国际指南，并分析长期的乙型肝炎与肝癌的关系⋯姜先生认真平静的倾听，表情越来越放松。

"从失明开始我就怀疑自己得了什么大病！既然已经没有确实有效的治疗方法，化疗根本不考虑。我这一辈子啥人啥事都见过，没有遗憾。医生你告诉我只要保持乐观、开朗的心态，积极面对生活，癌细胞长慢点，说不定还能长寿。那我就听医生的，彻底退休好好规划，快快乐乐地过日子。"姜先生平静地说道。

望着他单纯如孩童的真诚，家人之前的担忧一扫而空，儿子告诉父亲之前想隐瞒病情及担心。姜先生脸色一变"小子，幸亏医生阻止，否则我不会原谅你。谁不死？早晚而已。"。"谢谢徐院长！谢谢各位医生！"姜先生满脸释怀。他告诉我们，他决定不做任何治疗，也不用什么药，索性回老家去种菜，"回归家庭，体验每个当下成为生命的另一段风景，祝福您回家后继续开心、快乐地过好晚年生活！"送姜先生出院。

回家后时不时家人通过微信给健康管家发来图片，图片里是他那生机勃勃的菜园和各种长势喜人的蔬菜。姜老先生很幸运，又度过了三年有趣、有质量的生命时光。

不同的人，同样的事，因为选择不同最后结局却完全不一样。依据法律必须捍卫病人的知情权，作为中国的医生，到底应该怎样选择，这是摆在我们每个医生以及病人家属面前的难题，并且还是一个无法逃避的难题。

从整体医疗的角度来看，是否告知患者实情，以怎样的方式告知患者实情，如何得到家人的理解支持，应以尽可能帮病人家属认清生命功课，放下死亡恐惧达成生命成长为原则——为实现这一目标，这就需要医生在尊重病人及家属的意见的前提下，综合考虑各种情况。比如，病情轻重、生存期长短、患者的一般情况、文化程度、性格、心理、家庭及社会关系等。共同讨论告知患者实情意义，怎么告知患者实情，就是需要从病患的各种情况出发进行恰如其分的判断，给家属提出合情合理的建议。

在我三十多年的行医职业生涯，如果医生能从医学及生命的哲学高度，帮助病人及家属认清疾病，认清死亡，每一次病情告知便可以成为医学生命哲学艺术，医患彼此成长。实在难以做到这点，那么至少不该增加患者的心病。只有这样才能提高病人的生存质量，让病人能够心灵宁静地度过最后的时光。

我始终认为，提高患者的生存质量是标准，而这其中又以尽可能维持病人的心理健康为重点。且看当年的姜先生，他即便已是肝癌晚期，可他的晚年生活却充满了快乐。至今他依然把医生当初对他讲的话挂在嘴边，"要开心、乐观地度过晚年生活"。

医生的选择

一天下午，平平常常，普普通通，大家都在各自的岗位上忙碌，而我则在院长办公室处理一些日常事务。就在这时候，有医生敲门进来说，医院收治了一名大面积脑出血的患者，来到医院已陷入深昏迷，情况极为严重。经过抢救，患者陈先生（化名）苏醒后做的第一件事就是对医生说，要见院长。

听到此处，我便放下手头工作，脚步匆忙地走向病房。与陈老先生的家属沟通后得知，这对老夫妻来自广东，陈先生为神经外科医生，他的太太则为妇产科大夫。夫妇两人非常喜欢气候宜人的云南，几乎每年夏天都会来到云南避暑。

陈太太说，这已是她老伴第二次脑出血了，"真是没想到，出来旅游，会发生这样的事情。"由于陈先生是神经外科医生，因而他对这种疾病的预后非常清楚。

当我走进 ICU 后，一眼便望见身体极度虚弱的陈老先生。他用颤抖的声音对我说，他已经 77 岁了，这是他第二次脑出血，上一次出血量就很大，而这次的出血量更为严重，他对自己的病情十分清楚。

"我……非常感谢你们医院。当初我和老伴来云南旅行时，就选择了你们医院作为我们平时保健和治疗的定点医院。我对你们的医疗服务很满意！现在，作为一位同行，我请求你，在我生命的最后时光里，我没有任何遗憾，但我只想有尊严、干净、平静地离开。我拒绝任何有创的治疗，请你一定要满足我这个愿望！"

陈先生艰难地说着，他还要求妻子签下放弃一切有创抢救的知情同意书。陈太太没有任何犹豫地点头同意了。

在谈话后不久，陈老先生再度陷入昏迷。在后续的两天里，医护人员便守护在老先生旁边，像他希望的那样，给予临终关怀，维护他最后的尊严与内心的安静，直到他最终平静地离去。

陈老先生去世后，他的儿子从日本赶回，参加医院为老先生举行的告别仪式。这场告别仪式，也如老人家希望的那样，洋溢着平静与温暖，恰如他这一生努力创造的时光那样。

这是一场有尊严的离去，不论亡人还是生者，都各有所得，心有安乐。

陈老先生的儿子在给我们的感谢信中说：在最后的人生时光中，做了一辈子医生，挽救了无数病患的父亲，在您这里得到尊严，得到体面，得到他一直想要的干净。这是对老人最大的安慰，你们做了子女所未能做到的一切。

随着人类文明社会的发展，人们对生存质量和死亡质量也提出了更高的要求。就像迎接新生命、翻开人生历程第一页时那样，人们在送走今生、合上人生历程最后一页时，给予了同等的重视，甚至在一些人看来，如何让此生圆满地画上句号，比如何迎接此生更重要。由此，缓和医疗（临终关怀）应运而生。

尊重患者的价值，包括患者的生命价值和人格尊严，这是医护职业道德的核心内容。缓和医疗打破了以医生为主导的治疗模式，不以延续生命为最高目标而忽略生命质量，它将患者的意愿放到第一位，不仅包括身的关怀、心的关怀，更包括灵的关怀。

在整体医疗的理念中，医生往往会引导病重不治的患者回归到死亡本有的自然属性，强调生命是身心统一的整体，更重要的是，会格外重视患者在精神层面的需求。之所以这样做，为的就是让患者在死亡时能够内心安宁、平静、舒适，让家属在病人离世后不会留下任何遗憾和阴影。让心安息，让灵安歇。

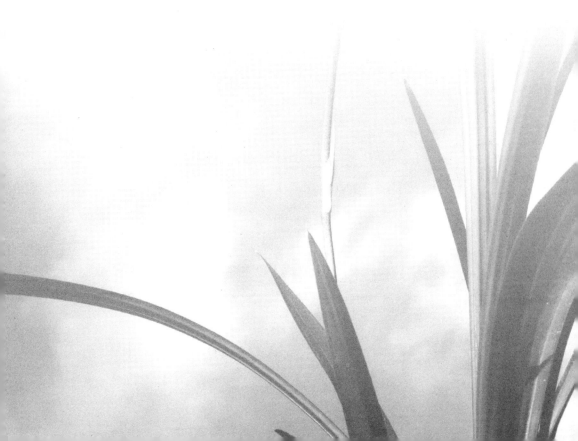

第八章

抑郁症少年的重生

在整体医疗中可以见证一个生命的痛苦、纠结、探寻、发现和最终的绽放。常在最意想不到之处，被深深感动。

爱与希望，是人生中十分沉重的命题。说它沉重，那是因为爱与希望太过稀缺。但是再怎么稀缺的事物，都能在一群富有爱心和智慧的人那里得到创造。

十五岁的抑郁少年

记得多年前的某天，我们医院里来了一个精神萎靡、身形肥胖的少年。当我望着他在父母亲的陪同下，由远而近地缓慢走来时，心中闪过一丝疑惑：这位小患者究竟经历了多少痛苦呢？即便在我从医三十多年的经历中，曾接诊过无数个小患者，但是接诊孩子时我依然难以抑制发自内心的痛惜。

这位 15 岁的少年患者名叫小伟（化名），来自某直辖市。15 岁的少年人，这是个多么好的年纪！可是，我眼前这个本该充满青春朝气的小小少年，为什么紧闭双唇，目光空洞？又是为什么，他低着头不停地玩着手指甲，根本不与身边人进行沟通？

我注视着坐在一旁的小伟，看他抠着指甲，那指甲有些长，指甲里还有些污垢，看起来应该是有段时间没有修剪了。小伟圆嘟嘟的脸庞，体重超标的身体，不发一言的姿态，让我觉得这个孩子的心里一定堆积了很多的不开心、不愉快，甚至是无尽的痛苦与烦恼。

"大概这个孩子第一次来到昆明，面对陌生的环境和人群，这才始终保持沉默吧。"我心里这样想着，便尽量用轻柔的声音问他："小伟，你好呀！这一路上顺利吗？"

小伟把头埋得更低了，他的目光依然停留在手指和地面上，那肉乎乎的手背上，被他的指甲抠出了一道道的印子。那些印子深深浅浅，看得我心头一阵疼痛。

虽然小伟对我的问题毫无反应，但我依然感受到他散发出的绝望，那是一种对生活、对世界的深深的绝望。

通过小伟母亲的讲述我才得知，这个可怜的少年患有抑郁症和早期精神分裂症，同时伴有心律失常、心慌胸闷、睡眠障碍等症状。而且，小伟患上抑郁症已近 3 年，在这将近 3 年的时间里，他每天都承受着巨大痛苦。

听到这里，我的脑海中浮现出一个满脸忧伤的少年，他沉重地叹息，目光闪烁，然后一切又归于沉寂。

从翩翩少年到超重肥胖儿

来到昆明就医之前，小伟还做了一次射频消融，但是没有成功。并且，他在当地医院治疗时，曾经在精神科用过抗精神病的药物，可是这些药物的副作用非常大，使得小伟坐立不安，非常烦躁。也正是因为服用精神类药物，小伟的体重严重超标，从一个翩翩少年变得身形肥胖、行动迟缓。

我想，或许是小伟有如此种种的痛苦经历，他才非常抵触医院。果然，小伟母亲补充说，他们带着小伟前往精神病院住院时，孩子极不情愿，相当抗拒。

"我家小伟已经休学一年，遭了这么多罪，花费了这么多时间，可是他在精神病院经过多年的门诊治疗，却没有任何效果啊！"小伟的母亲皱着眉头向我抱怨，那双疲惫的眸子里忽而有泪光闪现。

作为一名医生，我自然能够理解患者家属这种焦灼的心情。特别是一想到小伟在父母的陪伴下，千里迢迢来到春城昆明寻找希望，我便油然生出一种责任感，一定要尽全力地帮助小伟，千万不要让他失望。

诊室里温暖而明亮，可小伟却瑟缩成一团。我觉得这孩子是蛮怕人的，他一直低垂着头，好像一个犯了大错的孩子，偶尔抬起头时，那脸上也没有任何明显的表情。尤其是那一双眼睛，仿佛蒙了一层雾气似的，偶尔我与他目光对接，他便很快速地转开目光，然后又低着头。

在本该充满朝气、享受校园生活的年龄阶段，却要日日夜夜地承受病痛，无止无休地遭受痛苦，小伟的遭遇，属实令我心痛。

治疗之前的沟通

在治疗之前，需要进行检查。因而我也得以与小伟的父母深入了解一下小伟的情况，包括他之前的精神状态，以及患上抑郁症之前的人生经历。

没想到，这个话题彻底触碰到小伟母亲的痛处。她开始变得异常激动，并坚持认为小伟患上抑郁症，与班级里新来的班主任脱不开干系。

"曾经，我家小伟学习成绩那么优异，而且还是班长。但是在小伟13岁那年，班里换了新的班主任，而这个班主任对小伟很不理解，经常打压他。我家小伟怎能承受这样的打击？他那学习成绩从此就一落千丈，以至于他的学习状态都变得非常糟糕。"

小伟的母亲一边声泪俱下地控诉着这个班主任的"罪行"，同时也倾诉着她作为一个母亲对孩子的痛心。她认为，新班主任的到来，让小伟的性格发生了翻天覆地的变化，他从一个开朗的少年变得自闭起来，此后便再没有什么朋友。

或许是由于情绪太过激动，小伟母亲的嘴唇始终抖动着，她说出每一个字时，仿佛都用尽了平生的力气。这与小伟父亲默然形成了鲜明的对比。但根据我的直觉来判断，小伟的父亲虽然缄默无语，但他其实有些话语是不吐不快的。

原本在检查过程中，我想与小伟好好地聊一聊，便提出了十几个问题。可是这些问题基本上都被小伟的母亲给逐一回答了，自始至终，小伟就像一个木偶，端坐在那里。或者，更确切地说，小伟并非不愿参与到问答环节之中，只是他把自己给封闭起来了。他对我问起的任何问题都不感兴趣，他对他母亲做出的任何回答也不加反驳。

不过在我看来，检查过程中的这次对话还是有意义的。我通过小伟母亲的讲述了解到，小伟的父亲忙于事业，经常出差，对孩子缺少关心和照顾。听到这里，我悄悄地抬眼看了一下小伟，见他只是把双手交叠着，放在自己的肚子上，就好像我们谈论的事情与他毫无关系一样。

在通过问答进行交流之初，小伟的父亲非常沉默，既没有呈现出过多的表情，也不曾对小伟母亲所说的内容有什么反应。可是，当他听到妻子数落自己时，便一改刚才的沉默，开始急于补充，他一再强势地打断妻子的讲述，场面一度充满了火药味，越来越激烈的争吵声，刺激着我的耳朵。诊室里的空气凝固了，时间也停滞了。

我担心夫妻两人的争吵会吓到孩子，可我看到的却是这样的画面：小伟就那样安安静静地坐着，以一种静默却也顽固的姿态，把自己关在另一个世界里，把自己与众人都隔绝开来，把生命的爱与希望也隔绝开来。

并不是第一次见到病患家属争吵，但看到小伟这种状态我还是忍不住忧心忡忡。

"麻烦你们先出去一下吧！我想和孩子单独交流。"虽然他们夫妇二人有些迟疑，可我还是坚持自己的态度。

不是我病了，是爸爸妈妈病了

待小伟的父母走出诊室之后，我将脚步放轻，走到小伟身边，拥抱着他。我试图把温暖与关爱传递给他，试图用轻柔的动作来安抚他。

"孩子，对于你现在的状况，你有什么看法吗？咱们可以一起讨论一下，你面临的困难都有哪些呢？"我笑着问。

小伟依然低垂着头，不发一言，但很显然，他不像刚才那样抗拒别人了。

我用更加轻柔的声音问道："孩子，咱们两个继续聊聊天，可以吗？"

小伟的目光依然有些迟疑，而我也只能耐心地等待着。

终于，小伟点了点头。他的眼睛里，闪出一丝光彩，虽然微弱，却也明媚。

"小伟，你觉得妈妈爱你吗？"小伟没有任何迟疑地摇摇头。

我又问："那么，你觉得爸爸爱你吗？"小伟依然摇着头，眼神里刚才的那一丝光彩，渐渐地黯淡下去。

我凝望着他的眼睛，缓缓地说："小伟，我能说说我的看法吗？在我看来，你的爸爸妈妈非常爱你啊！"

见他因过度紧张而纠结在一起的五官渐渐舒展开，我觉得心头的一块巨石，也慢慢地挪开了。虽然小伟神情淡漠，除了依旧摇头，什么都不说，但他已经不再排斥这种问话方式了。

这样也好，只要能有个方式进行沟通就好。我心里想着，虽然小伟只是以点头或摇头来表达观点，可毕竟他正在逐渐打开自己的心门，这就是一个好的开端。

"孩子，你病了吗？"我拉着他的手，轻声问他。小伟摇头，持续摇头。他说他没有得病。

啊！他终于肯说话了！我心头掠过一阵欢喜，便继续问："小伟，如果你没有患病，那么到底是谁患病了呢？"

随即而来的是一阵沉默，小伟没有点头或摇头，可是我能感觉到，其实这个题是问到他心坎上的，他的嘴唇嚅动着，似乎想说什么，而终究又没有开口。

"让我猜猜看，是老师病了，同学病了，还是父母病了？"我直视着他，期待着他的回答。

小伟听到最后，使劲点点头。"是爸爸妈妈病了"，他说。"所以，你觉得是爸爸妈妈应该接受治疗，对吗？"

小伟再次点点头，虽然他依然沉默，可他的这些举动却让我看到了治疗的希望。

我笑着继续问："你觉得爸爸妈妈的病，有可能治好吗？"

这一次，小伟眼中的光亮彻底熄灭了。他摇着头，他觉得父母的疾病根本无法医治。

虽然小伟的神情有些颓然，可我却暗自欣喜：小伟正在渐渐地打开自己，他正从封闭自我的小世界里探出头来。

在将近一个小时的时间里，我们就通过一问一答的形式交流着。见小伟有些疲惫了，我问了最后一个问题："孩子，你愿意接受我们的帮助吗？在我们的帮助下，爸爸妈妈都可以好起来呢！"

这时候，小伟的眼中重又出现了光彩，可是马上他又摇着头，因为他觉得自己看不到任何希望。而我再次俯下身来说道："孩子，我们今天的交流已经很好了。在我们这里，你的状态以及你家庭的状态都是可以改变的。孩子，你能主动拉拉我的手吗？让我知道，你期待着家庭发生改变。"

听到这里，小伟的表情有些不知所措，但他表示自己愿意试试。见他轻轻点头，我感觉眼前一片光明。在整个交流的过程中，小伟的语言少得可怜。可是，我却觉得，小伟能够从封闭的自我当中走出来，这就是一个很好的信号。

他患有幻听和幻视的病症

就在我准备起身的时候，小伟突然拉着我的白大褂，"我想跟您说一句话。"

"是什么事情？你尽管说吧！"

"有人……有人要害我。我经常听见有人骂我，那些话好难听啊！"小伟眼底涌出恐惧和疑虑的目光，而我心中也咯噔一下。

我知道了，这个孩子患有幻听和幻视的病症。为了安抚小伟，我重新俯下身来，抱了抱这个胖乎乎的小少年，只想尽可能地给予他温暖和安全感。"孩子，你能不能具体描述一下你听到的那些内容呢？"

小伟面色有些为难，他犹豫着要不要倾诉，却又期待着能尽情倾诉。在纠结一番之后，他以非常缓慢的语速，讲述了自己这一年多来幻听到的内容。

近些年来，青少年抑郁症患者的数量越来越多，但小伟的情况却最是复杂。从13岁出现抑郁症症状之后，小伟在长达近3年的治疗过程中，既没有接受规范的治疗，也没有得到父母更多的关爱。

在我了解到这些情况后，除了心疼，还有惋惜。小伟的病情一再被耽搁，这就增加了治疗的难度；而他之前通过长期服药来干预病情，这对于处在生长发育期的少年来说，无疑会影响肝脏和肾脏的代谢功能，因而造成他的身体越发肥胖。

考虑到像小伟这种器质性的精神障碍，无法接受系统性的药物治疗。我们只能采取其他的治疗方法。可无论如何，小伟的治疗过程都需要父母的陪伴。但正如小伟所说，这个家庭病了，爸爸妈妈也病了，这对夫妇之间存在一道无形的屏障，在他们的心中有一道厚重的大门。

说起来，我在某种程度上非常赞同小伟的说法，我也能理解小伟内心深处的绝望。通过刚才的沟通，我可以确定的是，对于父母之间的亲密关系，以及整个家庭的生活氛围，小伟内心是无比清晰的。

他真正期待的，正是家庭的改变以及父母的改变。这个男孩子，他有一颗多么柔软的心啊！

本来我们想以问卷的形式对小伟进行心理测评，可是遭到了他的强烈抗拒。我生出一些挫败感，但在稍做调整之后，便又恢复了信心。既然小伟抗拒心理测评，那我只能借助《易经》来了解他的生活经历、性格特征、思维模式，以及他的思维模式与疾病的关系。

小伟与父母之间没有沟通，而这对夫妻之间也没有任何沟通。在这个家庭里，每个人都是孤独的，每个灵魂都是孤立的。这就是小伟的现实处境。他的内心深处，始终有一个口子，尚待缝合。

母亲的情绪爆发

与小伟进行了这种特别的沟通后，我还要与小伟的父母好好谈谈。谁知，我才问到她，小伟的哪些行为是她不理解的，小伟母亲才刚平息的情绪便又爆发了。

端坐着的她，后背挺直，面部肌肉紧绷，而后就以极快的语速说出很多对孩子的不满：她不满意孩子肥胖的身体，不满意孩子无精打采的站姿，不满意孩子的着装风格，也不满意孩子的说话方式。同样的，她对自己的爱人也有诸多不满。她的不满是那样多，而她的语调也一阵高过一阵。

我没有打扰她，只是希望小伟的母亲能够尽情发泄心中的愤懑。同时我也发现，她刚刚还僵直的后背变得放松下来，紧绷的面部肌肉也松弛了。继而她的声音开始变得轻柔，不好意思地笑笑，"其实，我对自己也有很多不满，可我之前怎么没有注意到呢？"

望着小伟母亲，我也报之一笑。我看到她的眼中，有异样的光彩闪过。当我们放下心头重负的时候，大概眼中就会重现光彩。或许在每个人内心深处的某个角落，都隐藏着一些不敢正视、不敢直面的东西，而当我们敢于直接面对它们的那一刻，我们的内心就会变得平静下来。

你们真的了解孩子的精神层面吗

等小伟母亲的情绪回归平静时，我才缓缓地说："你们对孩子有这么多的不满。但是，你们真的了解小伟的精神层面吗？你们了解小伟对世界的认知吗？你们又可曾倾听过他对社会的认知，对学校的认知？那么，我还想再问一句，你们有没有与小伟交流过，他对于父母关系以及家庭的认知呢？"

接下来是长时间的沉默，小伟的父母几次张口想要说些什么，可终究还是没能说出口，而我也只是静静地等待着。望着他们那无措的表情最终变得柔和而坚定，我便知道，小伟父母的心中，已然发生了某种转变。

随着他们一点点地打开自我，小伟与父母之间，以及这对夫妻之间，才具有了真正意义上的精神对话。小伟向父母说起他对于学校教育的观点，也讲述了他对父母关系的期待；他谈到希望爸爸妈妈出现怎样的转变，希望自己的家庭朝着哪个方向发展。

小伟的父母一直安静地聆听，而他们的表情从最初的惊奇，逐渐变得喜悦。他们对我说，从未想过孩子能够进行如此深刻的思考；也从未料到，孩子对于事物的认知，早已远远超出他们理解的层面。

虽然，这还不是我所期待的最终结果，但只要小伟的父母有所改变，小伟的状况便会有所好转。我心怀期待，期待奇迹降临在这个男孩身上。当小伟终于抬起头，安静地注视着我时，我便知道，他已经踏上了康复之路。

父母开始改变，孩子就会治愈

在为期 14 天的治疗当中，小伟与父母之间的心理距离在不断缩短，而情感沟通则逐渐深入。在治疗的第 3 天，小伟的幻觉和幻听现象完全消失。这对于小伟而言，真是莫大的幸福；对于小伟父母来说，也是崭新的亲密关系的开始。

看到这显著的治疗效果，小伟的父母自然开心，但在开心之余，也有些忧心孩子的抑郁症，真的能够治愈吗？

迎着他们略带质疑的目光，我劝慰道："你们不必担心，不必顾虑，而是要倾听医生的反馈。"

那么，医生们反馈了些什么内容呢？他们细听小伟讲述了幻听幻视的内容，而后惊讶地发现，小伟看待世界的维度与成年人很不一样。在我看来，小伟的认知层次恰好反衬出我们成年人的弱点，以及我们成年人对这个世界存在的无知和不了解。

我把这些内容以及自己的想法，详详细细地讲述给小伟的父母。最初他们有些坐立不安，但慢慢地他们开始进行思考。我看着他们低头思考的样子，感叹着这一家人终于迎来了治愈的希望。

家庭关系是一个整体，当父母开始改变的时候，孩子的情况也会迅速出现改变。改变往往从细微处开始，但明眼人都看得出来，小伟的父母变得性格柔软了许多，他们耐心倾听对方讲话，经常在医院里挽着手亲密散步。我们的一位医生问小伟："看见爸爸妈妈现在这样子，你开心吗？"

小伟笑一下，"开心。"他终于打开心门，愿意和我们对话沟通了。

经过一段时间的治疗，小伟曾经的幻听幻视症状，以及胸闷、乏力、心慌等症状，已经完全消失，达到了临床治愈的条件。

我至今清楚地记得，小伟离开医院时，体重降了整整7公斤，他从一个胖嘟嘟的抑郁症少年，成为一个帅气英俊的阳光小伙子，他面带微笑，眼神明亮，周身散发着对生活的热爱。然而在这之前，他还曾对这个世界充满了绝望，对父母和家庭充满了绝望。

出院那天，小伟站在阳光下，他看看我，又看看爸妈，开心地笑着，可爱极了。

还是在出院那天，这个曾经很少当面表达自我的男孩子，居然站在全体医生的面前，做了一场以"我的梦想"为主题的演讲。演讲结束时，很多医生在悄悄地抹着眼角，小伟的母亲也落下喜悦的泪水。

小伟说，从前他不知道自己为什么要努力学习，也不知道为什么一定要表现得很优秀，但经过治疗后，他忽然找到了生命的意义以及人生的价值。他说，每个人都应该努力成为一个对社会、对他人有帮助的人，成为一个为别人送去爱与希望的人。

这个曾经患有抑郁症的男孩子，立志成为一名心理医生。数年后再次收到他的信息，他说自己考取了中国香港一所大学的心理学专业。

我想，在不久的未来，小伟一定能够运用自己的智慧去造福病人，把爱与希望散播到世界的每一个角落。

第九章

当夫妻共同患癌

整体医疗突破比较思维，透过疾病症状进行源点的探索，直击其疾病的本质，获得疗愈的钥匙。

近些年来，癌症患者的数量不仅激增，而且人们对癌症的恐惧也在不断加深。尤为值得关注的一个现象是，夫妻共同患癌的情况也逐年增多。记得 5 年前，有一对夫妻李先生和李太太（均为化名）来到了我们医院。从他们焦急的神色里，不难想见他们必定遇到了严重的健康问题。

令人一头雾水的体检报告

我一面安抚着他们，一面安排他们进行体检。在等待进行体检的时候，那位妻子枯黄的面色在灯光的照射下更显憔悴。同样身为女性，我自然了解在这枯黄的面色背后，隐藏着的是一定程度的妇科疾病。

"您两位先不要心急，咱们一项项地做体检。"在安静的走廊里，我轻声地劝慰着他们，"等检查完毕，李先生和李太太不妨先到休息区放松放松，咱们也可以顺便沟通沟通。"

作为医生，我深知病人们心底的那份焦灼与担忧。可我一再地对自己说，稳住内心，寻找病因，只要敢于想办法，就一定能够给患者带去希望。

为这对夫妻做了体检之后我们发现，这两位存在很多的症状，还有一些化验指标也呈现异常。比如说，他们都患有代谢紊乱症候群，还存在空腹血糖受损的症状。而且，这夫妻二人的化验指标基本相同，一些单向的肿瘤标志物，都呈现出升高的趋势。但奇怪的是，他们去过多家医院进行检查，但并没有发现具体哪个身体部位出现实体瘤。

看着这对夫妻的体检报告，我们一头雾水：为什么在任何一个身体部位都没有发现实体瘤，但是患者却出现了肿瘤标志物的轻度异常升高这种情况呢？

预知夫妇俩患癌的风险较大

我清楚地记得，15 年前的治疗方法以及人们对待癌症的诊断、治疗理念，与今天并无颠覆性不同。整体医疗的理论与方法，当时也处在逐步探索、逐步深化的过程中。我把当时医学界对于癌症的研究与治疗水平，都一一地向他们讲明。

我带着善意与真诚，跟这对夫妇开始了沟通。对于我说的这些内容，他们既困惑、不安，却也表现出难得的信任。在很多情况下，患者与医生面对的敌人都只有一个，那便是疾病。但我也告诉他们，疾病给人类造成了痛苦，但同时疾病也在提醒我们，应当借由这次病痛，改变自己的某些观念和习惯，进而促进生命的成长。

在医院里的休息区，他们夫妇二人静静地端坐着，一位手中握着热茶在沉思，另一位则把目光聚拢在自己的指尖上。那一刻的气氛，万分凝重。而我则站在他们身旁，以便随时答疑解问，或者安抚他们的情绪——虽然我刚才稳住了他们的心神，可是对于疾病的恐惧，却始终盘旋在他们的眼神里。我无以安慰，便只有陪伴。

时间一分一秒地过去，他们依然沉默着，眉头也始终紧锁着。医院外面暮色苍苍，我们的心情也渐渐变得沉重。夫妻双方多项肿瘤标志物升高，通过各项检查我们推断出，尽管李先生、李太太目前尚未出现实体瘤，但是他们体内已经有了癌细胞代的谢产物。换句话说，李太太罹患乳腺癌的风险较大，而李先生则极有可能患上胃癌。

由于没有明确的循证医学支持，我们也不能贸然为他们进行放化疗治疗，于是，我便建议他们采用整体医疗的方法。由于他们对整体医疗的治疗理论尚且缺少一定的了解，因此断然拒绝了我的这一建议。

妻子果然患上了乳腺癌

在此后很长一段时间中，李先生和李太太一直在各个医院之间往来奔波，但是，他们与我一直保持着联系。也正因此，我才得以知晓他们的求医经历。

原以为，再也没有机会见到李先生和李太太了，然而在某个下午，阳光正明媚的时候，这对夫妇的面孔再度出现在我面前。李太太依然优雅如故，只是她的眼角眉梢挂着更多的愁苦，人也不似原先那般健谈。"徐院长，我被确诊患上了乳腺癌。"李太太缓慢地喝着杯中水，那双美丽的大眼睛上笼罩了一层雾气。"到您这里就诊后的一年时间里，我们东奔西跑，去了好几家医院，我觉得我先生和我的元气都快耗尽了。"

"最终，我们还是选择来您这里再进行医治。"李先生赶忙继续说道，"因为您当初说过要防患于未然，您又那般苦口婆心地劝说我们，可惜，是我们自己太固执了。"

尽管当初我有过这样的推断，但是当我听到李太太确诊患有乳腺癌的消息时，还是忍不住心疼。好在由于及时发现并且进行了手术，才没有导致癌细胞进一步扩散。考虑到他们夫妇两人的身体状况，我再次建议他们选择整体医疗。

可是，在李先生的头脑里始终存在着这样的认知：治疗患有癌症的病人，要么就是放化疗，要么就是手术切除，除此之外，别无选择。可是我在李太太的目光中分明地感受到，她内心有着自己的想法，只是不知该如何表达出来。

既然劝说无效，我们便只得尊重患者的意见。李太太在我们医院进行了手术切除，做手术那天我特意来到病房看望她，她是那样的虚弱，那样的无助。手术过程相当顺利，可李太太也因此承受着精神上极大的痛苦。她的眼神那么空洞，那样子仿佛已然失去了对生活的向往。待她的精力和体力稍稍有所恢复，便转去其他医院进行化疗、放疗。

丈夫的胃部也出现了癌变

目送李先生和李太太离去，我心中隐隐地担忧起来。因为我们通过之前的检查预测到，李先生的确存在患有胃癌的风险。

在李太太接受放化疗后的 9 个月，李先生接受了我们的提议，分别在其他医院以及我们医院做了检查。根据胃镜检查显示，李先生胃部贲门下方，确实出现了癌症病变。

得知这一结果的李先生，整个人都变得消沉了。我对他说话，他也只是简单地回应着，全然不曾考虑过我说的那些话，传递出怎样的信息。

手术后病理检查显示胃癌已经侵犯浆膜层，淋巴结转移。在选择手术治疗后的一周，李先生最终说道："徐院长，您给我们安排一下吧！我们夫妇准备接受整体医疗。"

"啊？是吗？"听他这样说，我有些惊讶。李先生定定地望着我，好半天才开口说道："您之前说得都对，经过这一次次的验证，我和我妻子开始发觉，仅仅通过手术切除和放化疗，并不能彻底医治疾病。所以，我们打算接受整体医疗了。"

最初对他们夫妇两人说起整体医疗，他们觉得不可思议。但毕竟随着时间的流逝，整体医疗的治疗理论与治疗方法，较之以往已经发生了巨大的进步，人们对整体医疗的认知也有所提升。所以，当我听到李先生与李太太的决定之后，虽然觉得意外，但又感觉正在自己的意料之中。

整体医疗打开家庭成员的潜意识

在进行治疗之前，我与他们进行过一次长谈。我走进病房时，李太太正躺在病床上轻微地叹息着。我问她，是不是觉得哪里不舒服。她勉强笑了一下，说道："只是有些懊恼，当初没有接受您的建议，不然……不然我们也不会这样遭罪了。"

我对李先生、李太太讲，整体医疗的一个重点环节在于，把主要家庭成员的潜意识全部打开，以此来观察各自呈现出的生命信息。

这对患癌的夫妻，他们有个共同的特点：尽管他们为人友善、乐于付出，可是在他们的潜意识中，存在着一个非常笃定的标准，那便是把自我视为世界的中心，如果事情不能按照自己的思维导向有所进展，那么就格外地排斥。

当我把这些信息告诉给这夫妇二人时，他们立即面色涨红，尤其是李先生还非常不好意思地表示，他只是觉得自己平时有些以自我为中心，但没有想到这些深层次的东西。

"徐院长，我很奇怪，你们是如何得知这些信息的呢？"李太太满脸都是掩饰不住的诧异，眼中闪动着好奇的光芒。

"李太太，您是一位有孝心的儿媳妇，对婆婆很是关心，对不对？"我故意避而不答他们的问题，因为我希望通过接下来的沟通，能够启发他们回归到自己的本心去进行探寻。

"哎呀！这您也知道？"李太太说起自己与婆婆的关系，便流露出委屈的表情。"我尽心竭力地照顾婆婆，可我为她做的那些，她都不能理解。"

李先生好言劝慰妻子后也说道："我妻子自从与我结婚成家，就一直在我母亲跟前尽孝，就这一点来说，我觉得我妻子做得很不错了！"

"那么，李太太，你们婆媳之间的关系如何呢？"

"我母亲始终不太能够理解我妻子的做法，但平时相处也算比较融洽吧。"李先生代替妻子回答说。一旁的李太太长长地叹息着，点头表示认同。

"尽管我们婆媳没有住在一起，但是我每天都特别痛苦，因为我觉得自己付出的真心并没有得到婆婆的回应。可我转念想到，孩子是婆婆一手带大的，便也想开了。"李太太缓缓地说，她每一个字都说得极慢。

我望着略微垂着头的李太太问："你真的想开了吗？"李太太想了想说："我觉得……自己还是很纠结，始终都在纠结。"李先生在一旁点头表示，他也时常处于纠结之中。

整体医疗带来的奇迹

"李先生，你肯定很爱你的家人吧？"我微笑注视着他。见他毫不犹豫地点头，问我："我的手术医生和医生朋友都告诉我，我所患的胃癌恶性程度很高，已经转移就是晚期癌症，能够成活的时间很可能不到一年了，是吗？"李先生绝望地睁圆了眼睛，可不论他怎么努力，眼神中都欠缺生命的光彩。

我轻轻地对他们说道："医学的判断或许是这样，但是你们不必担忧，也不必恐惧，因为除了手术、化疗、放疗外，还有机会。当整个家庭都参与到整体治疗之中时，当我们一起通过疾病发现疾病发生的原因，治愈病因，那么改变就会发生，奇迹也会发生。"

就现在的医学认知来讲，李先生这种情况已经属于晚期，五年内的生存几率较低。他自己也在互联网上查了很多资料，对此心知肚明。可即便如此，他依然坚持自己的选择：不做放、化疗！他相信，整体医疗会给他及全家带来全新的生命体验。

在这个治疗过程中，李先生和妻子逐渐放下潜意识中那个无比庞大的自我，也放下了那过于偏执的自我感觉。

在这 14 天的整体医疗过程中，每个当下皆是治疗。李太太的面色开始恢复红润，眼中也出现了一些光彩，而李先生则比之前的整体状态更为坦然、放松。

突然有一天，李先生对我说他在生死的问题上已然看淡，也不去想癌细胞是否会扩散，是否会转移，更不考虑自己余下的生命还有几天。

我拍着他的肩膀不住地赞叹："你看你现在的生命状态，与最初的时候完全不同。你那紧闭的心门已经打开，你潜意识里淤积的负面情绪也渐渐地瓦解。这才是一个人最好的生命状态啊！"

第十章

一把手易患什么疾病

在整体医疗探索病因中，病人会发现"任何观念，无论多完整，多合情合理，最多只是反映了某一个角度"。

前段时间看到一份调查报告，觉得颇有意思：有一群科学家对国家元首、知名企业家以及各类社会名流，进行了一项为期数年的跟踪调研。并由此发现了一个现象，那就是在一个群体或者一个团队当中，身居一把手的人，罹患癌症的几率较低，但是患上心血管疾病的几率则高于普通人；并且决定权越大，性格强势急躁，所承担的责任大，患上心血管疾病的几率也就越高。这份调查报告还显示出，那些一把手的下属，特别是重要下属，出现癌症的几率是高于一把手的。

看完这份调查报告，我不禁回想起有位患者朋友，他的情况与这份报告里的描述简直丝毫不差。这位患者是出生于东南亚国家的商人，大家都称他加林先生。加林先生在商海浮沉十数年，经过好一番拼搏，如今已经成为东南亚一带知名的商界奇才。

正如那份调查报告所说，身为一把手的加林先生反复出现心梗的症状，47 岁的时候，他体内就已经安装了 4 个心脏支架。而且这些支架的安装地点都不一样，有在新加坡放的支架，还有在泰国放的支架。

由此可见，权力大、能力强、财富雄厚的人，往往要承担更重大的责任，因而他们的心脏也在超负荷运转，甚至随时会发生极为严重的心脏疾病。

上飞机前突发心脏病

而我之所以与加林先生结缘，便是因为他突然发作心脏病，并一度生命垂危。

那一次，加林先生如往常一样，准备乘坐飞机前往国外洽谈商业合作。就在他坐着自家的小轿车前往机场时，心口突然出现剧烈疼痛，并且出现了心因性休克的情况。加林先生的司机与家人们简短地商议后，最终决定，通过民航包机，将加林先生送往云南省一家大型医院进行抢救。

说起来，那真是与死神赛跑，每一分、每一秒大家都不敢稍做停歇。然而即便如此，在经过几天的抢救之后，医生们万分痛惜地告知医治无效。因为加林先生当时的情况不仅是大面积心肌坏死，坏死的心肌已经形成室壁瘤，随时可能死亡。

更要命的是，加林先生多年来一直患有严重的糖尿病，胰岛素也无法控制血糖。由于加林先生之前已经安放了 4 个支架，严重的心脏功能衰竭导致心包和双侧胸腔大量积液，呼吸困难全身水肿。加林先生不能躺平，只能端坐呼吸，自觉生不如死。

由于心衰严重，加林先生的肾脏功能也已经开始逐渐衰竭。当时病情严重的加林先生，不论被施以怎样的药物治疗都难有成效，而身体各方面的指标都显示，加林先生确实即将走到人生的终点了。

兄长为他寻一个充满爱与慈悲的医院

对于加林先生的家人而言，这个治疗结果并不尽如人意；而在大家看来，加林先生即将逝去则是一件无比沉痛而哀伤的事情。这一年，加林先生才 47 岁，他在商界还大有可为，他还有自己的家人要照顾。如果他真的即将走到生命尽头，那么便意味着他之前十数年的努力都将付诸东流，他再也无法陪伴家人了，他的家人们也无法继续往日的幸福生活了。

这个残酷的现实，彻底击溃了加林先生的长兄，原本他对弟弟的康复还报以极大的希望，如今看来，终究是当哥哥的要亲眼见着弟弟先自己一步逝去。

加林先生的长兄认为，既然自己的弟弟将要走到生命的终点，那么理应为他寻一个充满爱与慈悲的医院，便于进行临终关怀，安静地度过此生余下的时光。

就这样，加林先生辗转来到了我们医院。我见到加林先生的时候，他的情况已经非常糟糕了。通过加林先生长兄的讲述，我们了解到加林先生打拼多年的不易；通过之前的治疗报告，我们则明白了加林先生的病情，已经严重到了怎样的程度。

与加林先生的长兄沟通结束后，我与几位医生来到加林先生的身边。他勉强抬起头，努力地张开嘴。他开口之后说出的第一句话是"谢谢"，然后说的是"给你们添麻烦了"。

自从我成为一名医疗工作者，我便见到了数不尽的生死离别的场景，我见识到病魔的无情，也见识到生命的智慧。但即便如此，我面对一位生命即将逝去之人，依然发自内心地感到痛惜，很多时候，也会生出一种无力感。

只想离开人世前不被人打扰

加林先生脸上挂着礼貌的笑容，不过由于身体实在不适，那微笑的表情也透露出无限哀愁。他表示，他已经知道自己的身体情况了。他还表示，在生命即将逝去的时候，他只有一个愿望，那就是不希望被人打扰。

"我想要……想要安安静静地离开这个世界，安安静静地……一个人待着就好。"加林先生微微笑着，向我们点头示意。而后，他又补充了一句，"我还有最后一个心愿。"

"您请说吧！"我握着加林先生的双手，那双手毫无温度，冰冰凉凉的。

加林先生的眼角垂下泪珠，他说："能不能让我吃一点我喜欢的食物？我只是想品尝一下这个味道，包子。"

从医学的角度来看，加林先生目前患有严重的低白蛋白血症，体内的白蛋白含量只有 17g／L，血糖很高，并且还伴有心衰。从医学的角度来看，加林先生不能多喝水，也不能吃高糖的食物。不然，便会加速他走向死亡的速度。可毕竟加林先生生命垂危，已然难以救治了。对于这样一位即将离世的人提出的小小请求，我们又如何能够忍心拒绝呢？

加林先生平时工作忙碌，压力颇大，可是他非常注重身体健康，也保持着一些良好的生活习惯，平时有着极强的自律性，在饮食方面也格外注意，绝少出现暴饮暴食的情况。

但令我非常不解的是，为何在他生命最美好的人生阶段，却要过早地与这个世界告别?

我实在不忍心任由这样一个美好的生命就此凋零，于是我对他说："加林先生，不然您考虑一下，我们给您安排其他的治疗方法……"

他依然笑着摆手，虽然表现得很礼貌、很优雅，但整个人散发出来的气息却是拒人于千里之外。"我只想找一个安静的地方，有爱的地方，迎接生命谢幕的那一刻。我万分感谢您的好意，但请让我安安静静地待着吧!"

劝说六次后终于接受整体医疗

在医院接受临终关怀的那些时日，即便护士小姐去护理他的时候，他也不愿意进行任何交流。这其中固然存在身体原因，因为人在极为不适的情况下，确实难以打起精神与他人进行沟通。可是加林先生则完全是一种认命的状态——既然生命就应该停留在此刻，那么也就不做尝试、不做挣扎了。

每天我都会抽时间去看望加林先生，我一次次地对他说；"如果您愿意，我们还可以用其他的方法来帮助您。虽然药物不能起到作用，技术也解决不了问题，但如果你愿意配合，或许还有重生的机会，还有生存下去的希望。"

他依然摆摆手，从不多说一句话，甚至都没有唉声叹气。他就那样安静地坐着，有时候面对夕阳时，还会抹抹眼角。偶尔我会看到他陷入沉思，眼角的褶皱里隐藏不住内心的落寞与痛苦。

有一天，我再次对他提起通过整体医疗，帮助他重获新生。这时加林先生一反常态，他反复地说着三个字"不相信"，并流露出极为排斥的目光。

"徐院长，我去过云南最大最好的医院进行抢救，可依然被医生宣告不治。我知道，您关心病人，想要给病人带来希望，"他停顿了一下，继续说，"但是……但是，我不相信还有什么医疗方法可以救命。"

"所以，您既不相信整体医疗，也不愿意尝试，是吗？"我轻柔地问道。

他点点头，挥挥手，说了声："再见！明天见！"

可是我并没有因此而气馁，当我第6次与他进行沟通时，他望着我的眼睛和缓地说："徐院长……那我就试一下吧！"

啊？我没听错吧？我开心地说："加林先生，您是想尝试一下整体医疗吗？"

"这两天在这里接受临终关怀，我本来是抱着安静离世的想法。但是，您知道吗？我被你们感动了，我能感觉到，您是一位心中有大爱的医生。"

"所以，您愿意尝试接受整体医疗，对吗？"我拼命克制着自己激动的情绪，但我的声音依然在颤抖着。

加林先生微微点头说："是的，我愿意去尝试。""那真是太好了！"我紧紧地握住加林先生的手，那一刻，我感觉到那双厚实的大手，似乎又有了些力气。

寻找到病因在肝脏，因为暴脾气

在进行整体医疗的过程中，我们与加林先生共同探寻他的健康问题。加林先生本人也表示自己内心十分疑惑：按照医学上来讲，冠心病最主要的诱因就是高血压，除了年龄、遗传等问题，还可以考虑患者本人是否存在不良生活习惯，是否承受过重的压力，是否缺乏运动，等等。

可是，加林先生本人并无不良生活习惯。而且在现实生活当中我们也普遍发现，有很多患有冠心病的病人常年保持着良好习惯。

加林先生向我们提出他的困惑与疑问，我们也从专业的医学角度出发，向他进行解释和说明。考虑到加林先生的身体状况，我们也不愿让他过多操劳，反而是他自己带着惊讶与好奇，踏上了寻找病因的征程。

经过整体医疗的寻找和探查，最终发现了加林先生的病因，那病因不在心脏，而在肝脏。尽管看起来加林先生的心血管存在问题，可问题的引发却在于严重损伤的肝脏状态，深层意识是强烈的不安全感。

"啊，这是怎么回事呢？"面对这一诊断结果，加林先生十分诧异。我笑着说："加林先生，您不妨回忆一下，是不是这十数年的商海经历中，您经常出现暴怒的情形？"

加林先生露出一副了然的表情。"您说对了，徐院长。我这个人脾气非常不好，很容易因为一点事情就着急上火。"说罢，他还不好意思地笑了起来。

"所以，您看正是您平时的暴怒情绪，引发了严重的肝脏问题啊！"说完之后，我又指出，加林先生的情绪几乎无时无刻都处于一种即将爆发的状态。他笑着点头，表示认同。

既然发现了病因，那么就需要着手调理加林先生的肝脏功能，使肝脏功能恢复到正常状态。然而，这个调理的过程进行得并不是非常顺利。

大概加林先生也预见到了一些困难，他收敛起平时的暴躁情绪，反而安慰我们说："既然选择整体医疗，那我就完全地相信各位，请各位医生放下顾虑吧！"

"说起来自己的这个性格，真是很惭愧呀！"加林先生拍了拍自己胖鼓鼓的肚子开着玩笑，"不信的话，你们看看，我这满肚子里全是坏脾气呢！"

这一番话逗得在场的医务工作者忍俊不禁，而我心头的阴云也因为加林先生的理解与配合，全部一扫而光。

重新领悟生命的意义

经过将近两个星期的治疗，加林先生身上出现了一系列好转的迹象——不仅胸腔积液、皮下水肿开始好转，血糖得到有效控制。同时因为缺血而失去的心肌功能逐渐得到恢复，肾功能也开始转向正常。

有一天我来到病房探望加林先生时，恰好遇到他正坐在窗前欣赏风景。他对着我招招手，露出一个大大的笑容。

"最近我真是感觉……自己对生命的感受正在增强呢！"加林先生的语气中充满了喜悦。

我在他身旁坐下，愉快地回应着："是啊！每个经过生死劫难的人，都会重新领悟生命的意义！"

加林先生点头说道："原本我觉得，人这个身体嘛，不过是一台机器，生病了就要维修。可人的身体是有灵魂、有意识、有情感的，人体真神奇啊！"

听了加林先生的这番话，我拍手称是，而后慢慢地说道："您看，从表面上看，很多疾病是来折磨我们的。但其实，它们都是人体智慧的一种本能自我保护。"

加林先生轻轻闭着眼睛，微微点头说道："您说得对！疾病其实是身体给我们发出的求救信号，提醒我们去改变思维习惯，调节心理健康。只可惜，之前我只是忙于打理生意，忙于事，疏于照顾心，多少年来都忽略了这些信号，惭愧呀！"

我拍拍加林先生的肩膀，鼓励道："您现在已经恢复得很不错啦！至少比原来有耐心。"

"徐院长，谢谢您！"加林先生发出爽朗的笑声，"我这个暴躁脾气确实应该改一改啦！根子是智慧不够，看问题视野太窄，病因治疗让我大彻大悟！"

在我从事医疗工作的数十年生涯中，接触过不少像加林先生这样的患者，他们都有一个比较共通的看法——把心脏视为人体的一个泵。但其实，心脏不仅是血液循环的动力泵，而且具有重要的内分泌功能，在生命的调控方面具有十分重要的作用。

幸运的是，加林先生是个善于内省的人。他通过整体医疗，对症下药，最终康复出院。出院之后的加林先生一改往日的愤世嫉俗和暴躁脾气，他怀着慈悲喜舍四无量心，每日都在践行自己的生命功课。

如今多年过去，加林先生依然与我们保持着友好往来。通过加林先生的家人相告，我们才知道，他就像变了个人一样，不仅待人亲和友善，而且还做了很多慈善工作，诸如为当地修建公路，并且还资助贫困失学的女孩们重返校园。他现在常说，不能仅仅为了积累财富而去赚钱，还应该担起社会责任，用自己的爱心和慈悲帮助更多的人。

前几天，偶然看到那份关于一把手更易罹患心血管疾病的调查报告，我便不由得想到了加林先生，因为疫情，也不知他近来事业是否顺利。不过，可以肯定的是，现在的加林先生每天都生活在平静、祥和的心境中，他不再急躁，也不再暴怒，他从这场大病中习得了自己的生命功课。

第十一章

一场病改变了一个人——从老英雄到老顽童

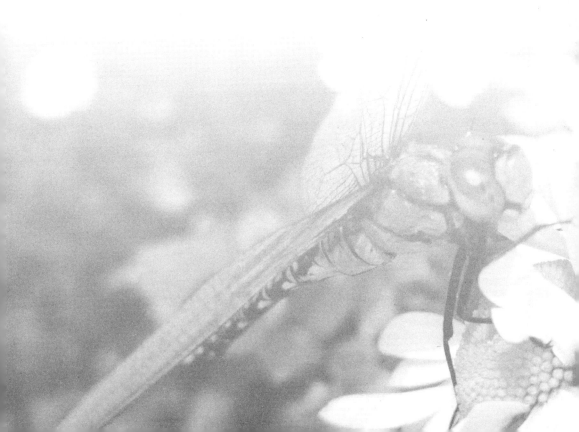

我们在整体医疗中发现：高级的感情，最终变为精神和意识；低级的感情，只能沦为脾气和情绪。

在这三十余年的从医生涯中，我的脑海中装满了各种各样的故事，我的职业生活也因为各种患者朋友的陪伴而愈发充实。很多时候，我觉得并非是我帮助了患者，而是患者成就了我。有些患者，让我意识到自己的医术水平还可以再提升；有些患者，则以他们的个人经历丰富了我的人生阅历。

　　下面我要讲述的，是一位食道癌患者的故事，他前来就诊时，已经年过七旬。这位从山东专程过来的张老先生，尽管身患重病，可依然不减豪爽。他的家人对我说，前些年老人家进食时吞咽困难，但最初谁也没有过于注意，只当是人上了年岁，身体机能较差。这种情况发展到后来便一日比一日严重，甚至张老先生即便喝水都非常困难。

食道癌晚期，已错过手术最佳阶段

　　"在山东当地的医院检查之后才发现，我父亲已是食道癌晚期，并且癌细胞已经扩散。待转院到北京一家著名医院，再次进行详细检查后被诊断为食道癌纵膈侵犯淋巴结转移，已经错过了手术治疗的最佳机会。"张老先生的儿子由于焦急，语速较快，又因为较长时间没有饮水，嘴唇干裂破皮。

　　我望着这位身材魁梧、头发稀疏的中年男子，极认真地听着他讲述的患者基本情况，并根据这些信息迅速进行治疗预判。

"像张老先生这种情况，即便进行手术治疗也相当困难，而且手术风险高，手术效果不佳。"我这样说着。

张老先生的儿子连连点头："嗯呢，是的！之前瞧病时，医生也是这样说的呢！医生建议进行放化疗，由于我父亲年龄偏高，病情又十分严重，所剩时间不多，所以手术意义不大。"

这个中年男子边说边抹着眼角，强忍着心中的悲痛，最终还是没有忍住，在医院走廊中号啕大哭起来。他双手捂着脸，泪水从指缝间不停地滴下。

说实话，从医三十余年，我见过无数危重病人的家属在绝望的时刻里哭泣、哀叹，每次我的心都痛成了一团。我将纸巾递到张老先生的儿子手中，拍着他的肩膀安慰他。

"您作为家属不能接受这个结果的，对吗？"

"是的。"张老先生的儿子抽泣说，"我们又前往不同的医院瞧病，又咨询了许多医生，不少医生都出于善意提出建议，让我们把我父亲人生中这最后的时光留给他自己，还建议我们多多陪伴他，让他以安然的心态度过人生的最后阶段。可是，我们才不甘心啊！"

张老先生也表示，对于这个结果，他本人是不甘心的。在四处打听之后，张老先生在家属的陪伴下，转入了我们医院。

来到医院后的张老先生，身体虚弱至极，已经连喝水都很困难了，仅能依靠静脉输液补充营养，维系生命。望着老人家那痛苦的神情，我心中翻涌起阵阵难过。张老先生用手摸了摸干裂的嘴唇，吃力地说，他只有一个愿望，那便是坚决要进行手术治疗。

为了稳定张老先生的情绪，也为了找到更为稳妥的治疗方案，我们对张老先生的情况再次进行了医疗评估。评估显示，张老先生食道癌病变时间较长，病变已侵犯至食道外，淋巴结较多转移。如果一定要进行手术，那么就必须切除大部分食道，用空肠代替食道。对于年过七旬的老人而言，这样的手术难度及手术风险极高。

"张老先生，请您再三思啊！"我将手术难度和风险一一告诉了张老先生以及他的家人。本以为张老先生会选择其他治疗方法，没想到他很坚定地表示，一定要做手术，必须要做手术。

患者坚持做手术的原因

这又是为什么呢？带着这样的疑问，我与张老先生以及他的家属进行反复沟通。原来，在张老先生的家乡有一个风俗，即便走到生命的尽头，那也不能做饿死鬼，不管手术远期效果如何。

"只要手术过后一两个月能吃东西，对我而言，这就足够了。"张老先生艰难地说着，他颤巍巍地伸出双手，在半空中比画着说，"希望医生们，能满足我这个小小的要求。"

我久久地握住他这双苍老的手，一字一顿地说道："请您放心吧！"

虽然明知道像张老先生这种情况即便进行手术，在医学上已无临床价值，因为肿瘤可能切不干净，肿瘤反复几率高。但我们在张老先生及其家人的坚持下，安排国内知名胸外科专家为张老先生做了手术。

在手术当天，张老先生的儿女们焦躁地来回走动着，而我忙完手中的工作后，也来到家属们的身边，帮助他们缓解焦灼的情绪。当手术结束后，专家向家属告知：虽然手术很成功，但由于肿瘤浸润范围广，只能用空肠代替食道，手术大年龄大并发症高，如果发生吻合口瘘纵膈感染会近期死亡，即便张老先生能够平安闯过手术期，后续复发和转移的几率极高，预计张老先生的生存期可能只有半年到一年。

听了专家所说的这些信息，张老先生的儿子反而面色和缓了许多，他连连鞠躬感谢专家，不停说着"辛苦医生，辛苦专家"。张老先生的其他家属也一再说着"理解""感谢"这样的话。张老先生苏醒后，对我们说的第一句话便是，"感谢你们的担当，既然手术成功，我便死而无憾了。"

手术后的张老先生闯过了脏器衰竭关和感染关，身体已顺利恢复，并逐步恢复进食功能。当张老先生及其家属听说他很快便可以进食这一消息时，个个脸上呈现出喜悦的神情。尤其是张老先生，他伸出一只枯瘦的手，开心地在半空中挥舞着，似乎是打起节拍。

但同时，根据手术后的病理报告显示，张老先生体内的肿瘤恶性程度高，已浸润周围组织，并有多处淋巴结转移。按照医学规范，张老先生必须及时进行放化疗，否则癌症就会在极短的时间内复发、转移。

我怀着极为复杂的心情，把这一消息告知了张老先生一家。张老先生听完后，脸色略微变了变，但随即便露出了一个笑容。张老先生的家属们则表示，全家人需要召开二次家庭会议，稍后会给我回复，并对医生们的辛苦付出表达了感激之情。

"那……大家就先开个家庭会议，商量一下吧！"我微笑着与张老先生的家人说道，之后便走出病房。出乎意料的是，张老先生一家的家庭会议召开时间不过几分钟，他们带着极为沉痛的表情签字拒绝了后续的放化疗。

我知道这一家人并不开心。虽然张老先生度过了围手术期，并逐渐恢复饮食。可是因为预期生命极为有限，何况在这极为有限的生存时间里，张老先生时刻面临着癌症复发、转移的风险。阴影笼罩在每位家属的心头，久久挥之不去。

我曾问过张老先生，问他如果真是走到了生命尽头，心底怕不怕。张老先生笑眯眯地告诉我，其实他也愿意活下去，毕竟至亲骨肉难以割舍；但如果实在无计可施，那么自己也会坦然迎接死亡的到来。

"张老先生，您好好休息吧！我们一定会尽力救治您的。"刚刚听到张老先生的那番话，我心中真是百味杂陈，我想到他随时可能离开人世，便考虑着如何尽自己的绵薄之力，让他在最后的生命时光中过得安然、舒适。

主动要求做整体医疗

就在我转身将要离开病房时，张老先生的儿子突然说道："徐院长，我们有一个请求，不知当不当讲？"

我连忙说："可以讲，可以讲，只要是为了病人好，有什么想法都可以随时沟通的。"

"之前我们就了解到，您带领的团队除了具备多学科治疗这一强项外，还具有其他的治疗特色。你们通过探索病人患上某种疾病的深层病因，找到真正对治病因的方法，从而帮助病人彻底治愈。这些，我们都是有所耳闻的啊！"

"是的，您说的这是整体医疗。"我笑着回答。

张老先生的儿子极为期盼地说："像我父亲这种情况……能接受整体

医疗吗？"

见我犹在思考，他继续说道："徐院长，我知道您的团队在许多疾病的治疗中都取得了不错的效果，帮助患者找到了人生的新希望。所以，我盼着我的父亲也能接受整体医疗。"

正如张老先生的儿子所说，这种向内探查病因，帮助病人得到身、心、灵整体疗愈的医疗特色，确实让很多患者走向康复。但是，在十几年前，我们的整体医疗还处于探索初期，并不成熟。可即便如此，张老先生和他的家人依然急迫地要求开始尝试整体医疗。

这让我既感动又意外。我与张老先生对望着，他眸子里闪烁着点点星辉，他面带笑意，亲切和蔼。在那一刻，我下了决心，既然患者有所要求，那么我这个医者必然要担起这个重任。

在和张老先生进行深入沟通的过程中，我渐渐地了解到一件事情，这件事情令我颇觉震撼，而我也终于明白了，为何张老先生明知道自己只有短短的两三个月的生存期，哪怕冒着极大的死亡风险，他也要做那么大的手术。原因只有一个：黄泉路上坚决不当饿死鬼。

"话说，在三年自然灾害期间，我们当地有许多人，都是活活给饿死了啊。"张老先生低沉的声音在病房中响起。不时地，他还要用手背去擦拭眼角的泪水。

那时候，张老先生是一个村的支书，性子要强的他当时给自己下了一个艰难的任务——不论如何，他所领导的村子绝不能有一个村民被饿死。

凭着这个坚定的信念，他带领全体村人想尽一切办法，用尽一切手段，只为了保全村民的性命。有许多方法，以现在的价值观来衡量似乎欠妥。可是在那个极为艰难的时期，正是这些见不得光的方法，收到了很好的效果。果然，他们村没有饿死一个人；不仅如此，他们还帮助邻村，掩埋邻村饿死的人。

尘封许久的记忆之门一旦被打开，掩埋在时光深处的故事便陆陆续续飞出来，一发不可收拾。张老先生对我们说，当时掩埋死者的惨烈景象，深深地印刻在他的脑海里，让他至今难以忘怀。

"就是从那时起，我就坚信，不认命，不在命运面前认输，更不能对困难轻易低头，这便是一个人能够好好活下去的本钱。"张老先生颤抖着说道。

不拼尽全力，便没有绝路逢生的可能。从那时候开始，张老先生就认定了这一真理。在多家医院诊断他已经处于晚期癌症，不再有任何治愈机会的情况下，他只有一个简单而强烈的愿望——不论是病逝还是如何，那都无所谓，唯有一点，绝不能当个饿死鬼上路。

"活着的时候，什么大风大浪都见识过了，什么大灾大难都千方百计地扛过来了，可不能老了老了，最后饿死啊！那我到阴间见了阎王爷，都没法交代呢！"张老先生幽幽地叹气，慢慢地讲话，有时候还会停下来回想当年往日的种种场景。

听到此处，我恍然大悟：难怪张老先生如此这般的倔强、自信、不认命，原来他还有着这样的人生经历。听得出来，老人家内心存在一种强烈的使命感，他做事有担当，也愿意为了大家的利益而做出让步。这就使他本人成为当地威望极高的长者，即便从山东到昆明如此遥远，可他手术之后，住院期间，依然不时地有当地人乘坐火车、飞机来看望他。

张老先生动情地讲述着，我的情感随他的回忆而不断起伏变化。不论是他的人生故事，还是这简单的愿望，都深深感动了我，也感动了整个团队。为了不辜负张老先生的信任，我们带着极大的热诚投入到后续的整体医疗之中。不得不说的是，因此而受益的不只有张老先生一人，我也通过此次整体医疗而收获颇丰。

三年自然灾害是中国历史上一个极为特殊的历史时期，而三年自然灾害的经历，对张老先生的处世态度影响巨大。毫不夸张地说，这些人生经历让张老先生从此之后一直处于紧绷的精神状态中。

不独如此，往日那些悲惨的遭遇，也严重影响了张老先生的心理状态和人生信念。当他讲述自己记忆中那段痛苦异常的经历时，依然万分激动，他不断地挥舞着双手，说到动情处，便有泪水落下，尽管他声音低沉，吐字不清，可这些都不影响他表达自己的情绪。那段经历，让他油然而生一种强烈的责任和担当，这种强烈的责任感，则让他对自己和他人都抱有过度苛刻的要求。

从挑毛病到每天表扬一个人

经过一段时间的整体医疗之后，张老先生的性情出现了极为明显的转变。他开始变得不那么倔强了。张老先生在性情上的转变，连带着也改变了他的人生态度。

曾经的张老先生，性格非常急躁。他面对所有的人和事时，总是过于大包大揽，把所有事情都扛在自己肩上。因为他有一个十分顽固的理念，那便是只要他在那里，他就有责任，就要对人对事负全责。

张老先生的性格中，还有一个极为突出的特点——我永远是对的，凡事都要按我说的做。这在他就医的过程中，便有鲜明的体现：一定要做手术，哪怕在临床上已无任何意义，也要做手术；一定要进行整体医疗，即便现阶段的整体医疗尚不成熟也要尝试一番。

针对张老先生的主要性格特点，我们确定了他日常应完成的主要训练方法，以及训练目的，那便是接纳。我对他说："老人家，您的那些想法可能是正确的。但那也只是您从某一个角度出发，进行的思考而已。"

最初，张老先生无论如何也不能转变自己的认知——毕竟我们每个人都有各自的局限，更何况张老先生活在自己的思维定式里已经数十年了。但有一点也要肯定，张老先生经过区分和训练，渐渐地走出了自己思维的局限，开始乐于听取他人不同的看法。

张老先生身上出现的另一个转变，便在于他开始愿意慢下来，而不是像以往那样凡事都着急去做、着急完成。

某天他对我说："徐院长，您瞧我今天这状态如何？"

我仔细打量一番，而后说道："您这气色还不错，身体机能嘛，就只能慢慢恢复了。"

如果在以前，张老先生肯定会急三火四地说，"什么？还要慢慢恢复！那得等多久啊？！"可是，当他听说"慢慢恢复"时，竟然露出孩子一样的笑容，连声说着，"也好，也好"。

见到张老先生身上出现的显著转变，我心里真是欢喜非常。为了帮助张老先生慢下来，我便对他提出了要求：平时要慢慢地喝水，慢慢地说话，慢慢地走路，总之，不论做什么都要慢慢来。

原先，张老先生讲话对我而言是一种"摧残"，因为他的语速有些快，我往往听不清他讲话的内容。而现在，张老先生刻意放慢了讲话速度，基本上就是这样的节奏："徐——院——长，我——又——来——了，我——说——的，你——听——清——了——吗？"那副神情，那个语调，就像快乐的老顽童呢！

张老先生的儿子喜滋滋地对我说："徐院长，您这是用了什么办法呀？我父亲的变化，真是有点大呢！原来我们在他面前都挺难受的，因为他不论见了谁，一见面就要对人提要求，你们这里做得不对，那里也做得不好。"

"那他现在如何了呢？"我笑着问。

"现在不一样了。他说这个也好，那个也好，会主动表扬别人了。"张老先生的儿子给我一个大大的笑容，山东汉子的豪爽，被他展现得淋漓尽致。

为了帮助老人家医病，我们还给他布置了功课——每天表扬一个人。可是，最初他完全做不到，包括对自己的儿子都是横挑鼻子竖挑眼，更遑论对待别人要和颜悦色呢。张老先生对我说，他也知道自己这样吹毛求疵并不好，但他这种苛刻待人的态度就是控制不住。

"我从不允许别人犯错误，包括我自己。或许你们不明白，但我自己清楚——因为犯错误会死人呀！所以，所有的人都不允许犯错误，所有的事情都不容马虎。比如说，那个水杯摆放的位置不对，那就不行！"

瞧，张老先生就是这样一个性格。

记得给他做手术时，经常有些山东老乡前来看望。此种情况，让张老先生倍觉烦心。他便央求我说："您是院长，您帮我把他们都赶出去吧！我讨厌他们！"

当时我也心存疑惑，就问："为什么您产生的情绪不是感恩，而是讨厌呢？"

他说："我都这个状况了，还要被他们看到，那不等于被别人看笑话吗？"

张老先生与弟弟感情深厚，他弟弟经常对我们表示，在自己心目中，兄长便是英雄。当然，在他们当地，也有许许多多人把张老先生视为英雄。而张老先生本人呢，因为这样就给自己增加了太多不必要的责任，以及心理上的负担。一直到老，他都认为自己肩负的责任贯穿一生，无法更改。

为了帮助他卸下这种心理负担，我与他进行了多次沟通：我们这一生何其漫长，而人生中的每个阶段都有不同的责任，在彼时彼刻，那个危难关头，您通过那样的方式，担当起那份责任，这便是正确的选择；但是，当时空转换，站在此时的人生阶段，您的责任其实已经改变了。

要让张老先生认识到这一点并发生转变，这个过程属实艰难。不过，重病便是一次转变的契机和生命的警告。在整体医疗的过程中，张老先生慢慢地出现了转变，他不再想着过去的责任，也不再提及往日的英明。

接受整体医疗后的张老先生，简直像个老顽童一般：有时候看日落，有时候赏朝霞，并且还喜欢与人开玩笑。

"哟！你今天真漂亮！"这是他在夸赞我们这里的小护士。

"哎呀！几日不见，你又帅气了呢！"这是他在和某位青年医生打招呼。

看着张老先生这乐乐呵呵的样子，他儿子曾经紧紧拧成一团的眉头，也渐渐舒展开来。父子两人有时会开开心心地聊天，也有时会说起昆明某处景点不错。我对张老先生的儿子说："你瞧瞧，现在你父亲每次来医院，我们的医生护士都喜欢他。他总是表扬别人，夸奖别人，就连其他的患者和患者家属，都觉得他特别可爱。"

看来，真的是一场病改变了一个人。昔日老英雄变成了今日老顽童，张老先生不仅身体越来越好，而且每天都活在喜悦之中。由此可见，疾病就是上天赐予我们的另一次机会，让我们转变，让我们重生。

如今，十多年岁月匆匆而过，老人家完全无瘤生存至今。当年做手术的汤教授，简直无法相信，连声说："不可能，不可能，连这样的病人都能活下来，这是个医学奇迹。"

第十二章

孩子生病是为了拯救父母

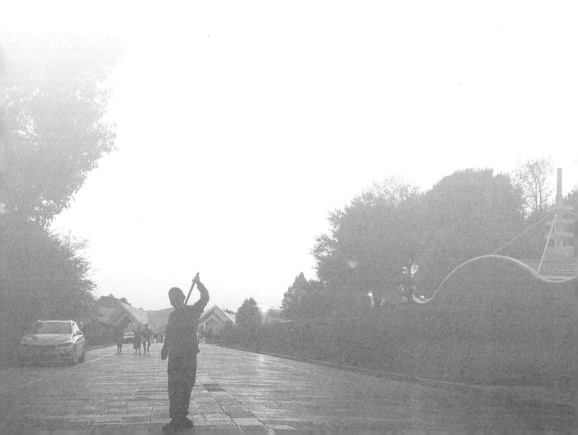

在每一位顽疾家庭的治疗中，深刻感受对生命实相的渴望。"你不能解决问题，你就会成为问题。"

很多时候，精神被击垮的人并非因为生活中的大风大浪，而是那些琐碎的小事。但正是这些小事引发了我们的负面情绪，也引发了家庭的矛盾。负面情绪长期堆积，就会引发疾病。经过整体治疗，疏通情绪，重构家庭关系，这是多么重要的家庭功课！

一家三口都得了病

这个故事中的患者是个相貌清秀、气质沉静的男孩子，名叫小尧（化名）。

小尧讲话的时候细声细气，对人也非常有礼貌，往往是还未开口说话，脸上先浮现出淡淡的笑意。可是谁能想到，正是这样一个文质彬彬的男孩子，却患上了严重肾病，并一度威胁到生命。

然而，小尧的不幸并不只有这么一件事。说起他的家庭情况，真是令人唏嘘不已。

在十多年前，小尧的父亲经过诊断发现患有高血压，但其实那时候他的父亲还非常年轻，不过 30 多岁。严重的高血压导致小尧的父亲相继出现了肾损伤和心脏病。为了治病，小尧的父亲一直在积极地配合治疗。

谁知，命运的巨手却没有打算放过小尧一家人。就在小尧发病的一年前，他的母亲被医生告知患上了乳腺癌。好在发现及时，切除手术也相当成功，后面只要安心进行放化疗，那么也可以不必过于担忧。

然而，这个家庭的厄运却并未终止。用小尧自己的话来说，在自己人生旅途的前半程，他最为痛苦的事情并非自己患病，而是好端端的家庭即将分崩离析。

儿子的肾病与父母的争执

小尧进行重新检查后，我对报告上关于肾病的各项指标进行了仔细分析。小尧的父亲表示，两年前因为发热、腰疼做检查，医生就发现血尿中含有大量蛋白和红细胞，经过多家医院反复检查诊断认为，小尧的的确确患上了肾病。

身为医生我怎能不知，肾病始终是医学上难以攻克的疾病，并且大部分肾病患者的情况与自身的免疫系统有着莫大关系。

在与小尧的父母进行沟通时我们得知，这对夫妇身体状况都非常糟糕，这在前面我都有所提及。

但真正出乎我意料的是，这对夫妇不仅健康情况不妙，而且两个人的感情关系也很不乐观，简直到了夫妻关系破裂的边缘。

诚然，做父母的都心疼子女，他们在面对孩子患病这件事上，都抱有共同的目的，那便是治愈孩子的疾病。

可是，在辗转数家医院，经过多种治疗之后，小尧的病情不仅没有得到丝毫缓解，反而愈发严重起来，这便使夫妇之间的关系更为恶化。

"怎么尝试了各自治疗，儿子的病依然没有好转？还不是你这个做父亲的不称职！"在办公室里，小尧的母亲突然在冒出这样一句话，语气中充满了憎恨与刻薄。

室内的空气瞬间凝结，我周身感到一阵刺骨的寒凉。母亲心疼儿子，为儿子的身体状况而担忧，这我能够理解，但如果在外人面前疾言厉色地公开指责丈夫，那确实说明这对夫妻的感情关系出现了较大的裂痕。

小尧的父亲顿时手足无措起来，眼神里充满了哀怨，几度张开了嘴巴，但终究什么都没有说。他望了望我，又看了看我手中的那些检查报告，而后深深地低下头去。

"你看，你现在哑口无言了吧？孩子生病，责任全在于你！"小尧的母亲语气中流露出三分凶狠，七分冷漠。

可是小尧的父亲依然选择沉默，并且把脸转向另一边，摆出一副不与对方过多纠缠的态度。

"你这个人……"

"你闭嘴！"

小尧的母亲话音未落，小尧的父亲便气呼呼地回敬她一句。

此番场景，在很多顽疾、重症孩子的父母交流中司空见惯。小尧开口劝道："你们不必这样，现在医学这么发达，还能治不好病？咱们还是听听医生的治疗建议吧！"那声音虽低，却非常有力。

"这个懂事的好孩子，真是父母的天使！"我心中这样想。小尧的肾病在循证医学上查找病因并不清晰，而诊断却是明确的。

我略略思索过后便问道："小尧，你的爸爸妈妈经常这样争执吗？""天天如此"小尧充满绝望的答复。

儿子说要感谢这场疾病

我微微笑着说："世上的夫妻，哪有不闹矛盾的？关键是，即便闹了矛盾，也依然是一家人，也依然会惦念着彼此。可是你们想过没有，火药味十足的争吵会对孩子产生什么影响啊？"

小尧的父亲看看我，很不好意思地低下了头。小尧的母亲面露愧色说"孩子早就习惯了，没啥。"说完又自顾自地在说着什么，由于她的声音实在太低，我并没有听清楚具体内容，我猜测着，大概是在发泄着情绪。

自始至终安安稳稳坐在一旁的小尧欠身说道："实在不好意思啊！我们不如谈谈如何治疗吧？"他说完还对我眨眨眼，露出一抹浅笑。

看着小尧这种不向病痛屈服、积极配合治疗的状态，我真是发自内心地感到高兴。办好住院手续后，我对小尧的父母表示，希望单独与小尧沟通一会儿。

见我进了病房，小尧赶忙说道："您请坐，您辛苦。"说完便报以真诚的一笑。

"小尧，你好啊！你还记得你这腰痛的问题，大概是什么时候出现的吗？"我在他身边坐下，试图给他以安全感与温馨感，帮助他稍稍地缓解紧张、焦灼的情绪。

听我说完，小尧点头说道："我母亲患上乳腺癌的一年后，我就开始出现腰痛的毛病。最初我并不在意，可身体状况很快就亮起了红灯。"

我握着小尧的手，轻轻说道："孩子，你现在的病情是比较严重，不过你别担心，我们一定会全力以赴给你提供最暖心的医治，力争让你顺利康复，重获健康。"

"谢谢徐院长！"小尧脸上依然是羞涩的笑容，可整个人的情绪已经放松了许多。

正当我准备起身离去时，忽然听到小尧吞吞吐吐地说："其实……我并不害怕生病，反而还要感谢这场疾病。"

我听完，愣住了，觉得这个男孩子心底有什么秘密要对我讲。"小尧，你能和我说说原因吗？别人生病住院都愁眉苦脸的，你却说要感谢这场疾病，这是为什么呢？"

他说："徐院长，刚才我父母的那种状态，想必您也看到了。"我点点头，鼓励他继续说下去。

"唉！也不知道从什么时候开始，我父母之间的关系变得特别糟糕。他们每天都要争吵，家里的气氛一日不如一日。可是，自从我患病之后，家里便安静了许多。"

小尧满脸皆是苦涩的笑，他一边说着，一边有些不好意思地眨眨眼："因为他们不再争吵，家里就安静下来了，我的心，也就安定了许多。"

与小尧经过长谈后，我不禁对这个男孩子产生了深深的同情——那些与他同龄的年轻人，依然享受着父母的关爱，享受家庭的温暖，可小尧却在这硝烟弥漫、气氛冰冷的家庭中，照顾着父母双方的情绪。

彻底解决一家三口的病痛

求助我们，父母想寻找的是国际专家资源，想得到是一个特效药。

面对小尧疾病的严重程度，父母之间的关系没有任何缓和，他们几乎没有任何交流，交流就是真吵，也极少同时出现在小尧身边。

我的头脑里逐渐形成一个想法，并最终在一个风和日丽的日子里，我把自己的想法讲给小尧以及他的父母听。

我对他们说，整体医疗不仅能够医治身体上的病症，更能够解除患者心灵上的苦痛，所以，我强烈邀请小尧和他的父母共同进行整体医疗，以便彻底解决一家三口的病痛。

"整体医疗？"小尧的父母听完我的建议后面色犹豫、目光闪烁，反而小尧语气坚定地说道："我同意徐院长的提议，我愿意尝试整体医疗的方式。"

"之前我尝试了各种治疗，但尿蛋白始终都是两到三个 +。既然是为了治病，那不妨多多尝试。"小尧补充了自己的想法之后，就开始劝说父母不如放心一试，他用几乎哀求的语气说，"横竖已经试过那么多办法了，这次就算试试自己不曾听过的治疗方法那又何妨呢？"

小尧的父亲思索片刻，表示同意；小尧的母亲也点点头。他们夫妻二人依然谁也不理睬谁，如果必须进行语言交流，他们说话的神态和语气也透露出对对方的不满。小尧无助地望向我，我走过去轻轻拍拍他的肩膀，让小尧单独留下来。

"徐院长，您看我活得多失败啊！"孩子突然这样说道。

听到这句话，我感到很诧异，同时也很理解——我诧异的是小尧明明很优秀，却说自己很失败；而我能够理解的则是，他身上存在一种突出的品质，那便是自我反省、自我探寻的精神。

孩子告知我，功课和学习从来没用过压力，反而是父母的争吵让他恐惧，让他找不到学习的价值，感受不到在学校里发生的趣事。偶然一家人外出旅游，全程的吵闹，让他品不出吃过的美食滋味。幸亏有一群好朋友，但不论我们谈得多开心，只要说起他的家庭、他的父母，他就会感受到痛苦、绝望。很害怕回家。

我告诉小尧，世上不存在绝对的成功与失败，一个人的际遇是会随时改变的，并且，人和人之间的关系也好，一个家庭的生活氛围也罢，这些都是会变的。

小尧默然良久，然后说道："我觉得，这次我希望治疗我爸妈的关系会改变的，这个家庭也不会破裂。对您说出憋在我心中多年的话，我觉得轻松了许多。谢谢您。"我拥抱小尧，这是对他的赞许，也是给予他的承诺。

整体医疗让父母听到孩子的心声

我们继续保留原来医院对小尧进行激素治疗的同时，结合生命密码借助了一些中医治疗方法。

我们便开始病因治疗这部分。但是在此之前，我需要与小尧的父母再次进行深度沟通。首先确定治疗目标，经过近一个小时的讨论，没想到，看似这夫妻两人已经完全形同陌路，几近成为冤家一般，让全家找回幸福快乐是病因治疗的重点的目标高度统一。

"既然两位都是为了孩子考虑，那么就请两位共同配合进行整体医疗吧！"我递给小尧母亲一张纸巾，"你们真应该听听小尧的心声！这个孩子，他是用自己的方式，在拯救这个家庭，而你们却并不知情。"

"啊？孩子心里想些什么，我们怎么知道呢？他从来不向我们说起过啊！"

我见小尧的母亲满脸愧色，便劝慰她："等到了合适的时间，你们自然能够与小尧深入内心地交谈了。"

在后续的整体治疗中，这对夫妇开始学习重新接纳彼此，同时也开始学习自我省思。

以往，他们的生活中只要出现问题，那么两人便会把问题的责任推给对方。为此他们经常发生争执，甚至有时候一天要争吵多次。

后续的治疗过程，还算顺利。可是在整体医疗的过程中，他们渐渐地看到了自己的内心世界，觉察到自己潜意识中出现的诸多负面念头，也觉察到这些负面心念给家庭关系以及个人健康，带来了多么严重的负面后果。

几天后等这对夫妇已经完全打开心门，可以听取不同意见的时候，小尧才缓缓地道出自己的心声："自从我生病后，家里终于有了片刻的安宁。因为，我的父母不会再因为一点小事就争吵，不会动辄就吵闹不休。我的家庭也不会破裂了，毕竟我的父母精力有限，他们在照顾我的同时，没有多余的心思去想离婚的事情。"

小尧的父亲听到这里，竟然"呜呜"地哭起来，他一连几声说道：严重 "爸爸对不起你，爸爸对不起你。"

"原来，这就是你的心声。原谅妈妈，妈妈都不知道你为了这个家庭付出这样的代价。"小尧的母亲泣不成声，她对我说，"正如小尧所说，在他患病之后，我们夫妇两人确实不再当着孩子的面前严重争吵了，也不再想着离婚的事。我们把全部精力都用来照顾孩子，我们这个家庭也暂时保持了完整。"

小尧父亲始终掩面垂泣，他一直低声说着，如果不是因为接受整体医疗，恐怕自己一辈子都听不到孩子的这番心里话。

而小尧的母亲则说，以前总是觉得，亲密关系里的争执是由于彼此性格不合，但事实真相却是两个人拒绝沟通，拒绝反省，于是矛盾越来越多，家庭也濒临崩溃。

当这对夫妇从各自封闭的内心世界走出来后，他们终于开始拥抱彼此，开始与那些不愉快的过往握手言和，也开始准备迎接新生。

正如法国启蒙思想家伏尔泰先生所说，通常来说，使人感到疲惫的不是远方的高山，而是鞋子里的一粒沙。在我们的身边也存在很多这样的人——他们从未被生活中的苦难打败，却往往被那些非常琐碎的小事击垮。

小尧的父母当年相知相爱，可最终还是在柴米油盐等诸般生活重压下，逐渐地产生了隔膜。

但其实，出现隔膜并不是什么要紧的事，只要我们保持着情感的流动，保持着心灵的开放，那么就不会造成各自身心的消耗，更不会造成婚姻关系的破裂。

在每个人的家庭生活中，都会面对各种各样的麻烦、琐碎与矛盾，如果我们持续地封闭自我，那么就会产生绝望的心理，带着绝望生活，人又怎么会不生病呢？

在小尧最绝望的时候，他通过生病这种痛苦的方式挽救了家庭，唤醒了父母。如今，得到治愈的小尧与父母幸福地生活着，他身体上的病痛早已治好，灿烂的笑容也已经代替了昔日苦涩的表情。

第十三章

一叶知秋——被及早发现的癌症

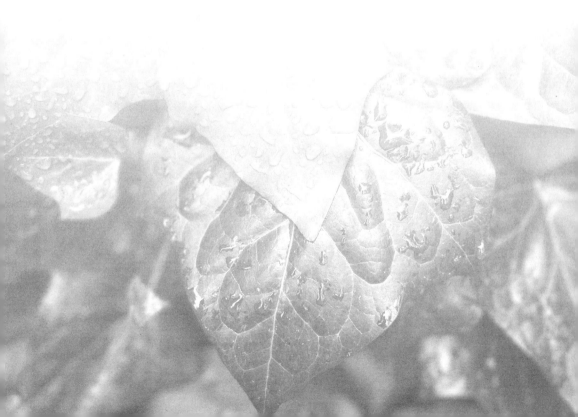

喜欢导航 APP 的提示,"你已偏离路线,已为你重新规划路线,请在合适位置掉头。"疾病在整体医疗中正是如此。

人体是一个极为精密的整体性组织，它并非一台机器。生命，通过多种维度得以体现，我们从不同的维度上进行观察，往往能够窥见生命的不同面目。

来自大洋彼岸的探询

许多年前，一位名叫迈克（化名）的美国科学家带领他的团队，从大洋彼岸来到了中国，来到了云南，又来到我们医院。而他之所以跨越大洋来到昆明，纯粹是因为对古老的东方哲学以及整体医疗理念颇感兴趣。

记得那是一个初秋的午后。当时，我恰好在大厅等待一名患者，见有位外国友人带着几位同行人员，正在用蹩脚的中文一直讲着"要见徐院长"，我就走过去向他们问好。

"请问，您就是徐院长吗？"这位身材高大、体型微胖并且笑容满面的外国友人开心地伸出手来，"您好！我叫迈克，来自美国。这是我的团队成员。"

说罢，迈克稍微整理一下被风吹乱的头发，深邃的眼眸中闪烁着激动无比的光芒。

"远道的朋友，请来坐坐吧！"与迈克这一行人一一握手问好后，我将他们请进了院长办公室。当时我脑海中闪过无数念头：这位先生和他的团队为何不远万里来到昆明呢？是因为他或者他的朋友哪里不舒服，这才走进我们医院吗？

可是，从这几位外国友人的精神状态来看，并没有发现他们身体上有什么明显的不适，相反，他们脸上洋溢着热情的笑容，甚至连丝毫疲惫感都没有表现出来。

一连串的问号不断地闪过，但不管怎么说，既然是远道而来的朋友，那我更应该真诚相待啊！

我给迈克这一行人倒了热茶，希望能够帮助他们驱散这一路的奔波劳累。迈克道谢后，笑着对我说，他和他的团队成员这次专程从美国飞到中国又来到昆明，就是因为他偶然听说整体医疗这种医疗模式，感觉很是好奇，便产生了带领团队，前来我们医院一探究竟的念头。

整体医疗到底有什么不同

"迈克，这是你第一次来到昆明吗？"说实话，以往很多人来我们医院进行整体医疗都是为了治病，而这位大洋彼岸的学者，竟然纯粹是出于对东方哲学以及整体医疗的兴趣，这如何令我不感动？

迈克笑着点头，他的团队成员们也纷纷举手示意，这是他们的首次昆明之行。

"昆明欢迎你们！"我向他们微笑致意。"不过，徐院长，"迈克露出一个故作神秘的表情，"其实我这次前来，也有一个小小的请求。"

望着迈克这可爱的表情，我也爽快地说道："您说吧！"

迈克告诉我。每一年都在美国做体检，从循证医学角度来说，他的健康水平还不错，身体也不存在什么大问题。

然而，迈克本人经常感觉很是乏力，并且出现不明原因的咳嗽、鼻炎以及睡眠障碍，并且全身多处出现荨麻疹。

针对上述症状，迈克也曾多次就医治疗，可是每次他得到的都是同样的回答：并没有检查出什么问题，建议他注意作息，多做户外运动。

实在不堪疾病困扰的迈克平日里会请身边的朋友推荐医师，这便有了文章开头所说的"在偶然的情况下得知整体医疗"这样一个因缘。

"真是奇怪！自从来到昆明，我那咳嗽和鼻炎的症状似乎有所减轻。"迈克认真地说。

我扶了一下眼镜，点头问道："您的这些症状，会不会与心理状态有关啊？"

迈克耸着肩膀，表示并不确定，然后又把双手交叠着放在肚子上，犹豫着说道："徐院长，你们医院能不能从整体医疗的角度，为我进行一次检查呢？"

"当然可以！"我笑着回应，"但是，在这之前我们还是先了解一下整体医疗吧！"

迈克比出一个"V"字手势，咧开嘴笑着，他的团队成员们也纷纷说着"OK"。

要谈论整体医疗这种医疗模式，那么必然会涉及《易经》《黄帝内经》等中国传统经典著作，而我则要通过恰当的讲解方式，让这些来自美国的科学家、学者能够理解中国传统文化和东方古典哲学的精髓。

我对这些美国朋友说，整体医疗与传统医疗是两种完全不同的治疗体系。

"在传统医疗的治疗认知中，通常是把患者看成由细胞、器官、组织组成的，在具体的治疗过程中，特别是恶性疾病的治疗过程中，往往对出现病变的器官组织进行大量切除、破坏和毁灭，很难允许我们与疾病和平共处。"

迈克等人面色凝重地点头赞同。我继续说道："但是，整体医疗就不同了。整体医疗属于一种恢复性治疗，不仅要治病，更要救人；不只是对病人使用医疗设备和药品解决病症，更要用爱与关怀让病人的生命质量有所提升。"

"徐院长，听了您的这番讲解，我对整体医疗有了初步的认识。那么，刚才您提到的生命密码，又是什么呢？也是中国古代的一种超凡智慧吗？"迈克紧锁眉头，向我发问。

我告诉迈克：中国古代有一部非常了不起的典籍，那便是《易经》，而我们每个人都可以通过《易经》被精准解读，这就是每个人的"生命密码"。

听我这样讲，好奇心颇为浓厚的迈克立刻来了兴趣，"那……您可以帮我解读一下我的生命密码吗？"

我与迈克详细地询问起他的个人经历，又结合着《易经》，我认为他就在这个月会出现身体上的问题。迈克笑着摇摇头，"No，我不太了解，也不太相信，但是我非常感谢您，感谢您为我们讲了这么多。"

被及早发现的肺癌

"迈克，你愿意做一次低剂量的 CT 吗？"我笑着解释说，是出于对他的健康问题的关心。迈克抬起头说，"当然愿意。"

通过 CT 检查，我们竟然发现迈克的肺上生有一个肿瘤！

看到体检结果的迈克脸色十分难看，很显然，他没有丝毫心理准备。在那一刻，他已经吓得不轻了。

经过整体医疗这套体系的检查，我们不仅在迈克身上发现了已经发生的器质性疾病，我们还发现迈克已经存在的 6 个功能性疾病。

"这简直太神奇了，我的身体状况太可怕了。"

迈克一会儿盯着我的眼睛，一会儿又盯着检查结果，不安地说道。考虑到医疗保险等其他现实问题，迈克最终决定回到美国当地进行手术。

在美国的医院里，他被诊断患有非常早期的肺癌，并且由于发现及时、治疗及时，迈克并没有出现其他大碍。也正是因为迈克患上的是早期肺癌，因此他也不需要接受放化疗。

整体医疗从改变潜意识里的负面观念开始

迈克在美国休养的那段日子里，几乎天天都会与我联系，通过电子邮件，我们共同探讨一些医疗问题以及哲学思想。迈克对我说，他很喜欢昆明的景色和气候，并希望早日来到昆明，接受系统的整体医疗。

我在邮件中回复：希望我们早日重逢！当我再度见到迈克的时候，我有些诧异——这还是昔日那个开朗健谈的迈克吗？为什么他的面色如此憔悴？为什么他眼中再没有了最初的光彩？

迈克对我提及他做完手术后的情况。他说在休养的那段日子里，曾反复地研读《易经》，尽管他对中国传统文化所知有限，对于古老的东方哲学更是难以理解，但他却始终怀有探究的兴趣。

"徐院长，我这次来接受整体医疗，也是希望借由医治的机会，对整体医疗进行更为深入的探索。"迈克湛蓝的眼睛里迸发着一些亮光，我确信，他通过整体医疗必定会对个体生命产生新发现。

在接受一段时间的整体医疗后，迈克身上那么多的症状和体征同时消失，而他本人也逐渐恢复了以往的活力——曾经那个健谈、开朗的迈克又回来了！

迈克接受的整体医疗中，有一项内容便是从他的潜意识入手，帮助他改变潜意识中的负面观念，同时改变一些日常生活习惯。

虽然迈克是一个非常开朗、和善的人，但同时，他也非常敏感。他的潜意识中隐藏着很多恐惧、焦虑的因素，只是平时忙于科学研究的他并不曾注意。久而久之，潜意识中的负面观念、负面情绪就会引发他身体上的不适。

"迈克，你看，"在一个风和日丽的上午，我来到迈克的病房与他谈心，"当你潜意识中的负面认知逐步瓦解，那么你就会随之改变一些不良的生活习惯，并且对自己的情绪和意识有所警惕，因而你身体上出现的那些症状，也就渐渐消失。"

明天，迈克就要出院了。当他回到美国后，我们约定只要有了新的见解和想法，都会通过邮件沟通。可我不曾想到的是，以后的每一年，迈克都会抽时间来到昆明，来到我们医院。我们的医生和护士见到他，都会挥着手说，"老朋友来了呀！"

每次迈克与我围绕着整体医疗、中国的哲学理念等问题进行探讨时，总能提出他自己的一番新见解。

通过迈克，我不断扩展自己的认知范围；而迈克通过整体医疗，则找到了一个崭新的研究方向。

我们在诊断疾病的时候，并不会在病人的分子水平、器官水平以及人体功能水平这些层面一再纠结，而是站在一个更立体、更多元的角度去观察疾病、观察生命。

我一直觉得，"一叶知秋"是一个特别富有诗意和哲理的词语——通过一片树叶的凋落，便知道秋天即将到来；通过身体上出现的一些细小表现，便能预测到人体即将出现的病症。

就像这位每年都要飞来昆明的迈克，他身体上出现的那些"小毛病"就好比飘落的叶片，我们留意到了他身体上已经发生的警报，便能及时提醒他针对某种疾病进行医治，从而使他的整个身体都出现了改变。

生命，往往通过多个维度表现出来，但是否能够及时地察觉到身体的改变以及生命的改变，这就需要一定的智慧。

第十四章

不要把别人的生命任务强加在自己身上

疾病让人从一个个痛苦中，窥见一场生命实相：当我改变认知，发现生活的一切都变得简单了。

我一直觉得，人与人之间的缘分是一种很奇妙的际遇。比如我与央金之间的相遇，便是一种极为特殊的缘分。说起来，央金与我也算老相识了。她来医院进行过几次整体医疗，我亲眼见证了她从一个多愁多病的女性，蜕变为身心丰盈的女神。

刚过中年的央金，是一位工作繁忙且不知疲倦的事业女性。她不仅是著名的企业家和社会工作者，而且除了经营企业之外还承担了许多社会职责，更是两项扶贫、关爱妇女儿童项目属地发起人和实施者，这两个重要项目在央金的主理下，都得到了积极的推动。

位于事业巅峰的央金，对自己的未来充满了更多期许。可是谁知最近这些年，原本顺风顺水的她居然在事业上遇到了瓶颈，同时身体也渐渐地出现了诸多问题。

第一次见面即发现她的健康问题

第一次与央金相遇，是在成都的一次会议上。我与央金都做了专题发言，并且被对方的故事深深打动。沟通之后，我们一见如故。在我看来，央金是一位自立自强、激情澎湃的女企业家；而央金则对我从事的整体医疗颇感兴趣，并且对医生这一职业心怀崇敬。

与央金初次见面时，我除了感受到她身上那种无穷无尽的拼搏劲头，还感觉出她的身上背负着巨大的压力。这种压力，并非是那种企业家们所惯有的事业压力，而是她心灵深处的某种撕裂、某种呐喊。诚然，她的目光中闪烁着坚毅的光芒，可是那坚毅的目光中也呈现出疲累与无奈。我想，在央金的生命中，肯定背负着一些不得已的苦衷吧！

最初的一见如故促成了会议期间一番推心置腹的谈话，此后，我们结下友情，成为好友。那次会议期间，央金出于对我的信任，对我说起了她的身体状况，也讲起一些她家的实际情况。

"徐医生，我经常觉得疲惫无力，时常还有胸闷胸痛的症状。"央金轻声对我说道。

望着央金布满血丝的双眼，我点点头说："身体上是不是还有其他的不适呢？"

央金叹了口气，满脸皆是疲倦之色。她说："平时工作那样忙碌，体力消耗巨大，可就是没有胃口，通过胃镜检查才知自己患有严重的糜烂性胃炎。除了身体上的不适外，我还要承受着精神层面的痛苦。"

"明白，央金女士，你可以详细说说精神层面承受的痛苦吗？"

央金揉着眼睛说："徐医生您瞧我这黑眼圈。由于长期处于焦虑状态，伴有严重睡眠障碍，我不仅时常整夜无眠，而且经常在睡梦中猛然惊醒。尽管依靠药物能够暂时入睡，可每天清晨醒来后，整个人依然昏昏沉沉，浑身乏力。我也曾去过当地几家著名医院，看了专家，查来查去，查出了一堆毛病。除了胃炎、胆结石、颈部血管斑块之外，还存在血脂、尿酸、肝脏功能等代谢指标异常。"

"那你的身体已经亮起红灯了。"我不由得警觉起来。作为医生，我时刻保持着职业敏感，而那一刻我的直觉告诉我，央金的健康问题远比她想象的更为严重。

"央金，你这身体状况可能需要紧急修整，防止发生大的问题啊！"

或许是被我说话触到她内心的担心，这位事业有成、雷厉风行的女企业家竟然说话有些吞吞吐吐的。她不住地点头，然后说道："心电图提示心肌缺血，但医生说还不能确诊冠心病，只是开了许多药，并且建议我在平时多加运动，保持身心放松，此外还要配合一些常规治疗。然而，我的症状并没有得到根本改善，胸部疼痛严重时，甚至我会产生一种濒死感。"

"这样，我们能够在同一场会议上相识，这便是一种缘分。等会议结束后，我为你做一次初步的整体医疗分析，如何？"我满怀期待地望着央金，看到她的眼神渐渐放出光亮。

听完我的分析，央金深以为是。可毕竟是在会议期间，时间有限，加之那次我们两人还有其他事情尚未完成，因而只能另约时间。在这之后，央金专门利用出差的机会来到医院，找我进行第二次治疗。

一场酣畅淋漓的痛哭

再次见面之后，我心中大为诧异——央金的整体状态大不如之前，她说话有气无力，脚步异常沉重。可她看到我时，依然给了我一个满含深情的拥抱。我请央金来到诊室稍坐片刻，让她稍微休息一下。

"这次再见到你，感觉你的身体状况比上次更差了啊！"我握着央金的手，感受着那双手传来的阵阵凉意以及轻微的颤抖。

央金笑笑，却又颇为无奈地说："人到中年，已经力不从心了，更何况还要兼顾家庭和事业，可事业进入瓶颈期，我是干着急没办法啊！"

我拍拍她的手背说："会好的，一切都会好起来的。"说罢，我们便进入第二次整体医疗的过程。

这次我十分详细地了解到央金的身世、成长经历、家庭和事业状况，以及她个人的兴趣爱好等诸多信息。

通过央金的讲述，我获知她的家庭关系极为复杂：她的亲生父母在偏远的西部农村，由于家庭原因，她自小就被养父母带走，并长期与养父母生活在城市，而不论是亲生父母还是养父母，两边都有着大家庭，亲戚人数众多，因而家庭关系颇难打理。

"徐医生，我一直觉得……我养母既不爱我，也不关心我，她始终对我存有偏见。"说着，央金红了眼圈，"在我很小的时候，她就让我做很多劳动，如果她稍有不满，就对我动辄打骂。"

我点点头，对央金说："在我这里，你可以毫无保留地倾诉。你放心，在后续的治疗过程中，我会一直陪着你。"

央金听后，再次陷入了对往日的回忆中。

"大约十一二岁的时候，我还在上小学，因为实在难以忍受养母对我的态度，我曾尝试自杀。当时，我把奶奶治肚子痛的药全部倒在手心上，然后一口气给吞掉。"

"这又是为什么呢？"我见央金哭得伤心，便递过去纸巾。

央金一边擦脸，一边断断续续地讲起她与养母相处的日常场景。央金还是个小孩子时，她的养母经常会用诸如"不想活了"等充满负面情绪的话来恐吓她。有时候，养母觉得央金做家务不够勤快，她便会吓唬央金说她要去上吊。在这样的家庭环境下，央金逐渐养成了这样一种习惯——不论做什么事情，总要思考再三，怎么才能把事情做得尽善尽美，让养母满意。

在我的询问引导下，央金围绕着她的家庭环境、成长过程以及工作经历，进行了充分的倾诉，整个过程可谓是酣畅淋漓。她时而痛哭，从泪流满面到号啕大哭；但在哭过之后，又笑了起来。哭得释怀，笑得开怀，反而让央金显露出自己最为本真的生命状态。她自己也说，今天把几辈子的话，从来没说过的话，统统都说出来了！

经过这场倾心交谈，央金说她感到前所未有的轻松和释怀，而我则在一旁不停地递着纸巾，我说："央金，其实你也是个不轻易流泪的人啊！"

"是呀！今天是第一次这样放纵自己。也不知为什么，只要见到您，就忍不住要把心里的话讲出来。"央金露出不好意思的笑容，眼神中呈现出平静喜悦的光彩以及对我的那份信任。

"这是好事情啊！"我赞许道，"真情流露，便是心灵沐浴。唯有如此，你才能真正地打开自己，从而窥见内心世界中被你忽视的情感，窥见潜意识里的负面情绪。"

央金听到此处，眼中光芒闪烁。她问道："确实如此啊！刚刚说出积压在心中的不快，我确实看到了内心深处的真实感受，而这么多年来，我一直压抑着它们。"

我笑着点头回应她："央金，我觉得你养母是爱你的，虽然她的教育方式欠妥，但这并不能抹杀她的爱啊！为什么这样说呢？我来给你分析一下吧！"

央金一脸讶异地望着我，半晌才说："那就请您来分析一下。"

"你看，你从小来到养父母家中，是养父母抚育你、培养你，供你读书直到大学毕业。你不妨回想一下，在学业问题上，你的养母是对你付出的精力更多，还是对你哥哥付出的精力更多？"

央金侧着脸再度陷入回忆，而后以十分肯定的语气说道："很显然，在学业方面，养母在我身上花费的精力和费用更多，因为我的哥哥完全不爱学习。"

"那么，是你与养母相处的时间更多，还是你哥哥与母亲相处的时间更多呢？"

"自然是我与养母相处的时间更多，因为哥哥从小就很少能够老老实实地待在家里。"央金若有所思地望着我说道。

"你再回忆一下，家中的大事小情，是不是养母让你承担的更多一些？"

央金低头沉思后回答："我比哥哥承担的家事更多一些。"

"所以，央金你看，到底还是因为更信任你，养母才把家中的事情交给你啊！"我开解着说道，"你再想想，你从小生活的城市，每到秋冬季节就寒冷异常，是谁催促你添加衣服？是谁在你读大学时一次次地请同乡帮忙，给你带去很多家乡的土特产？自从你结婚生子之后，又是谁帮你照顾孩子呢？"

央金哭着说道："做这一切的人，那正是我的养母啊！是她帮我照顾孩子，是她叮嘱我天寒加衣。"

"自从你参加工作以后，你的养母就不再责备你了，你知道这是为什么吗？"我柔声问道。见央金一直摇头，我便说道，"那是因为你的养母知道你已经成才，她不必担心了。你以为养母之所以对你转变态度，是因为你的身份，但在我看来并非如此。养母对你的爱，始终未曾改变过啊！"

听完我的分析，央金出神地坐在那里，久久未曾开口说话，只是泪流满面。过了好一会儿，她才轻轻地说："听了您的分析，好像我养母的关注点一直都在我身上呢！"

"你现在已经有了一个优秀的孩子。在孩子的成长过程中，你是否也因为爱之愈深而责之愈重呢？"

见央金点头表示肯定，我便继续道："我们越是在乎谁，对谁的要求便越是严苛，对不对？为什么你的养母对哥哥不作要求呢？因为她知道自己根本无法管教这个儿子，干脆就撒手不管了。但是在她看来，女儿是优秀的，是有希望的，因而要严加管教，要让女儿成才。从这一点来说，我认为你才是被养母偏疼的那个孩子啊！"

"确实如您所说，我的养母早已放弃了对于儿子的教养责任。"

我笑着说："只是，你的养母表达母爱的方式过于简单粗暴，这是她自身的局限性，也说明她并没有读懂你在年幼时内心的真正需求。"

"您说的这些，我完全认同。但是，我心中尚有疑惑，既然养母是爱我的，但为何当我达不到她的要求时，她就要拿绳子吊脖子，一次又一次。为什么要那么做呢？"

我继续为她分析道："实际上，你的养母是在用一种极端的方法、极端的'爱'，去警醒你、逼迫你赶快成长起来。因为你的养母时常认为，自己的人生已经输不起，所有的希望只能寄托在你的身上。现在事实证明，正是因为养母对你的恐吓，你只能拼命努力，拼命成长，而最终你成为优秀的企业家，做出卓越的事业。如果站在这个角度来看待养母的极端行为，那么你是否应该放下对她的怨恨，对她报以感恩之心呢？"

央金听到此处，目光深处放射出一种别样的光彩，她激动地说道："过去我一直以为，是自己还不够优秀，所以养母总是责怪我，甚至打骂我。原来，实际上是因为她看到了我优秀的潜质，对我寄托更大的希望和更大的要求，才对我要求如此严格啊！"

不做别人的救世主

"央金，我认为你的内心深处存在这样两大症结。"我望向央金，她也望着我，似乎催促我赶快说下去。

"首先就是你与养母的关系问题。正是这种至亲之间的误解与隔阂，导致你长期处于难以言说的压力和负面情绪之中，这对身心健康有着巨大的危害。再者，央金你需要确认自己在关系中的角色。"我缓缓地说。

央金的脸上再次展露出迷茫与诧异，她默不作声，却在思考着什么。房间内静静的，但是我又能感觉得到，有一些情绪在慢慢地酝酿着。

"你童年时的经历，在潜意识里埋下了一定要出色、一定要优秀的种子。所以，你从小就很努力，不论在学校还是在家里，都希望得到承认和表扬。你不能接受考试成绩不好，也不能接受学习和生活中的失误。你对父母，对同学，对老师，对周围所有人都察言观色，长期生活在恐惧之中。"

央金听我说完，再次痛哭起来，她流着泪表示，我说的这些丝毫不差。"徐医生，我该如何转变内心的状态呢？长期在这样的状态里生活，我好累啊！真的好累啊！"

我轻轻地拥抱央金，给她以爱与温暖，"不必着急。几十年的感觉和认知不可能在短时间内得到转变。央金，你现在已经走在转变自我的道路上了。我们不妨继续下一个话题，谈谈你最感到焦虑的问题吧。"

央金调整了一下坐姿，她那双红肿的眼睛以及满面的泪痕，分明在讲述着她那几十年的辛酸人生。从小就好强的央金，不只有一股不服输的劲头，她更具有常人无法想象的爱心。

她对我说，当她回到几百里外的老家，看到寨子里那些光脚的小孩、孤苦的老人和一脸无助的病人，她的心口便疼痛起来。于是，满是爱心的央金又开始充满热情地做起了扶贫公益事业，她送钱送物，出资修路，并且还扶助种植经济作物。

"最初，我只是想尽自己的努力去为家乡做些什么。但是慢慢地人有了一些名气，也获得了不少荣誉，可随之而来的便是越加沉重的担子。"央金低下头去，然后抬起头时笑笑说，"您懂得，我这个人不懂怎么拒绝别人，很多时候为了彰显自己的才能，还惯于大包大揽很多事情。"

央金说的这些情况，我之前就有所了解。她自己也说，不知从何时开始，早已习惯把自己当成了"大众110"，亲戚朋友有求必应。可是，当自己最敬重同时也是最理解自己的养父离开人世时，央金的人生也随之急转弯，进入了另一种状态——事业遇到难关，几项重大投资遇人不淑，以至于央金本人身陷困境。

央金的口吻中既有怨恨也有疑问。她最难的时候，便是企业遇到发展瓶颈，资金链出现问题，经济开始捉襟见肘。可爱面子又不懂拒绝的央金，依然没有改掉大包大揽的做派，身上承担的责任更增添了许多。为此，她整日处于深深的焦虑之中。

"有段时间，我整夜整夜地睡不着觉，也不愿意见人，索性就把自己封闭起来。"央金说她在那段倍受打击的日子里，精神的大厦几乎瞬间崩塌，而身体更是垮得不成样子。对于这些，我也是有所耳闻的——她身体代谢内环境严重失衡，身心健康亮起了红灯。

我捧起她那双操劳半生的手，感受着那双手上散发出的浅浅温热。"央金，我问你，我们为什么要那么努力地挣钱？我们真的有那么多责任吗？"

"在我看来，积累不只是为提升自己的生活品质，更是为了帮助其他人。我希望通过自己的力量，帮助他们改善生活。"央金低低说道，"我从来没想过要他们感谢我，回报我。我在帮助他人的过程中收获了很多感动，这才是最重要的。"

"是的！你从来没有想着得到别人的回报，可是你需要得到别人的承认，需要那种承认带来的喜悦感受。"我毫不客气地剖析道。

央金听后，表情大变，她在错愕之中浑身颤抖着。

"你一直觉得，养父母是因为你优秀才会爱你，所以你必须证明自己足够优秀。此外，你天生要强而敏感。但是，你实在过于敏感，过于注重感受。你一直活在感受之中，也一直活在对于肯定感受的渴求中，所以你格外在乎、格外享受别人给予你的赞美感受。"我语气坚定地说着。

央金听后始终沉默着，而我则继续分析道："你天生就具有很强的同情心，经常强烈地想要帮助别人。但你是否想过，就目前的现实情况来看，即便没有你的帮助，村寨里的乡亲们就一定活不下去吗？你出于爱心帮助他们，但同时，你这没有边界的付出也剥夺了他们成长的机会，他们也少了很多获取其他生命体验的机会。"

"原来如此！"央金侧着头思考了一会儿，这才笑着点点头说道，"确实，村寨里的乡亲们过着一种简单质朴的生活，他们没有那么丰富的物质，但每个人都非常快乐。"

面对央金，我报以微笑："每个生命来到这个世界，都有各自的任务，也有各自的尊严。他们不需要上帝，也不需要救世主。"

"所以……是我做错了，对吗？"央金有些难以置信地问道。

"实际上，你的做法存在一种认知上的误区。我们往往惯于从自己的视角和标准，去判断别人的生活方式。我们以为村寨里的人很可怜，觉得自己像救世主一样，只要给予他们物质帮助就好。可是，你给了他们物质，却并没有从本质上帮到他们。村寨里的人，正是因为有了依靠，才少了努力的动力啊！"

央金闭上双眼，沉默不语，她低头沉思着，眉头偶尔皱起，但又渐渐地舒展开来。

"央金，你想过吗？我们要帮助别人，除了给予他们物质之外，还有没有其他的途径呢？"我从另一个角度启发道。

央金不假思索地说："还可以给别人爱。"

我向央金投去赞赏的目光，说道："是的是的，你要遵从自己内心的指引，用自己的思想、信念和爱去感召身边的人，依靠大家的力量共同做事，而不是通过个体的努力拼命挣钱。"

通过这番剖析，我们不仅化解了央金内心的负面情绪，而且还查找到了央金的病因——如果一个人只是大包大揽，并不能说明她很能干，她把别人的生命任务强加在自己身上，反而既不利于别人的成长，也不利于自己的健康。

"央金，当你学会放下的时候，你的身心状态就会出现明显的改观。"我笑着告诉她，"除了要学会放下，还要学着做真实的自己，诚实地面对他人，诚实地接纳自己的现状。"

"这就是我的生命功课吗？"央金脸色和缓，脸上再度浮现出笑容。

"你说得对！"我高兴地与央金拥抱，随后说道，"我们后续还有很多相关治疗。因为这几十年来，你内心积压的负面情感、固执的念头实在太多、太多。通过整体医疗，我们就能把病因一点点地释放出来，到时候你会感觉到，原来身心可以如此轻盈，原来生命中还有那么多的可能性！"

在进行整体医疗的每一个阶段中，只要我有时间，便要与这位老朋友见见面，谈谈心。我亲眼见证了央金的蜕变，也感受着她那不断释放出来的生命能量。

第十五章
院长妈妈的不放弃

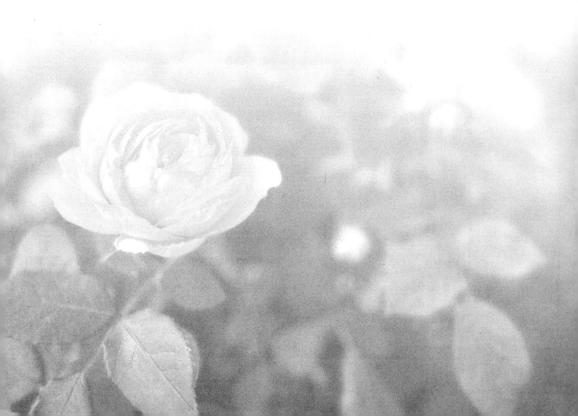

同样的症状，每个"人"的病因会截然不同，治大病如烹小鲜，需要医生极大的耐心及对病人的爱。

在三十多年的从医生涯中，我对于医患关系自有一番体会：当医生面对患者心怀大爱时，不仅能够创造医疗上的奇迹，更能够改变患者此后的人生。

做整体医疗的爱的使者

就像我们曾经救治过的一位患者朋友 Mary，她经过一阶段的整体治疗后，整个人的生命状态都发生了天翻地覆的变化。她变得更加开朗，也更加热爱生活，她有着独特的爱的体悟，对于人生意义也生发出与众不同的见解。

她曾对我说，她一直思考着要给当时尚且年幼的儿子留下一些特别的东西；她还说，她要留给儿子一些真正有价值、对于人生非常重要的东西。思来想去，Mary 作出一个大胆的决定——在上海某著名商学院在云南昆明举办的健康创新首届整体医疗国际论坛大会上，她要勇敢地站出来，与大家分享自己生病的经过，向大家讲述她病中的煎熬、对死亡的恐惧、在整体医疗中获得的爱，以及不断升华的爱的感悟。

大会召开的那天，Mary 优雅端庄地出现在众人面前。实际上，直到她出现前的那一刻，主持人都不确定她是否能够准时到来。但不论是我本人还是我们的医疗团队，都对 Mary 充满了信心。因为让 Mary 参加这次活动，原本就是医疗团队特别针对她的情况所安排的一次特殊治疗。

当主持人面带疑虑的神色向我问起 Mary 是否会到场时，我淡然地笑笑，十分肯定地回答：Mary 一定会到场的，大家放心吧！

之前与 Mary 沟通时，我对她说，希望她能够在有限的生命中，争取更多的生命体验，创造爱传递爱。我告诉她，我近期要在健康创新论坛分享《整体医疗的实践与创新》，并询问她是否愿意和我一起参加，在国际论坛大会的讲台上敞开心扉，向与会者讲述自己的人生故事。我希望 Mary 可以在这个特殊的场合，获得巨大突破，真正放下内心的恐惧与焦虑，做到接纳与释怀，同时，也希望她在这个巨大的能量场中感受爱、分享爱、给予爱。

当我把自己的这一想法告诉 Mary 时，我看到她的眸子中闪过一丝犹豫，但这一丝丝的犹豫随即便被一股热情的火焰所吞噬。Mary 先是向我伸出双手，继而紧紧地拥抱着我。我也笑着拥抱她，在那一刻我便心中明了，她一定会准时出现在会场上的。

Mary 果然没有让我们失望，她落落大方地站在讲台上，面带微笑地讲述着自己的故事，讲到动情处，便有热泪涌出，而在场的与会者，也纷纷流下感动的泪水。就在 Mary 的演讲刚刚结束的刹那，会场里寂静一片，之后则是排山倒海般的掌声。参会人员纷纷站起来，大家满脸笑意，眼含着热泪，共同为 Mary 祈祷，并送上真诚的祝福。而 Mary 仿佛置身于爱的海洋，不住地向大家挥手致意，那真诚的笑容一直挂在秀气的脸上，莹亮的双眸散发出融融的暖意。

像其他与会者一样，我也徜徉在爱的海洋里。我真切而饱满地感受着爱，我相信 Mary 在那刻也是如此——她的笑容，说明了一切，她创造了爱、给予了爱，同时沉浸在爱之中。她不再只是一名患者，而是爱的使者。

真正疲累的是内心

回想起 Mary，我不禁会心一笑。因为，当初我差一点就错过了与 Mary 的结缘。

与 Mary 相识的那一年，恰好是整体医疗走过十年实践之路的一年。经过这十年的实践，整体医疗已然结出累累硕果，并且我们也总结出一套科学、严密、规范、有效的诊断治疗方法，在肿瘤、心脑血管病、糖尿病、疑难杂症、危重症等方面的神奇疗效，以及从身、心、灵全方位给予生命的温柔呵护，更是让我们的医疗团队声名远播。

可是，当 Mary 在朋友的陪伴下，满身疲惫地从遥远的省外专程前来求治时，原本已成熟自信的整体医疗团队，包括我这个院长，却为了是否要收治 Mary 住院而产生过丝丝疑虑。为了更为深入地了解 Mary 的病情，对病情进行研判，我用了整整一下午的时间与 Mary 以及她的朋友们进行了一次长谈。

这既是了解病情，作出诊断，也是对 Mary 进行的第一次整体医疗。一直在路上奔波的 Mary 面色很是憔悴，说话也很费力气。

望着她干裂的嘴唇，我递过去一杯热茶，"来，尝尝我这里的茶叶口感如何。"

我热情地招呼着 Mary 和她的朋友们，她们刚刚还紧绷的神经，慢慢地放松下来。尤其是 Mary，她最初带着一些戒备的心理在张望着，可是当我与她握手问好，又给她端过去热茶之后，她的目光中便多几分柔软。

"Mary，在正式办理入院手续之前，我们可以先谈谈心吗？如果你觉得过于劳累，我们也可以再等等啊！"

听我这样说，Mary长长地叹了口气，"这一路长途跋涉，终于见到了您，可您知道吗？我身体上并不劳累，真正疲惫不堪的，是我的内心。"

我仔细地观察着Mary的情绪变化和精神状态，她的目光很少聚焦于一点，而始终在四下游移；她的表情呈现出郁郁寡欢之态，眉头一直紧紧皱着，似乎很不开心的样子。

为了更为高效地帮助Mary，我决定结合心理量表测试和生命密码，分析一下她的性格特征、心理状态以及家庭和社会关系状态，而要获取更为全面的信息，就需要Mary愿意敞开心扉与我交谈。但很遗憾，在交谈之初，我们进展得并不顺利。

可以看出，Mary内心存在着诸多的担心顾虑，她总是把恐惧、自责、焦虑等心理感受挂在嘴边，可当我问起她究竟为了什么事情而产生诸多负面感受，她却选择了闭口不谈。

我告诉Mary：如果她出于个人隐私原因，不愿吐露实情，那么我是能够理解的；但如果她渴望从消极、负面的心理状态中走出来，渴望从此拥有健康的身体和幸福的生活，那么就要配合医生，实现医患之间的良性互动。

Mary垂头沉思良久，再次抬起头来时，她目光中虽然有些犹豫，但很显然已经放下了之前的戒备。

她轻轻笑着，对我说起她的人生经历，也说起她的家庭环境。不知几时，她手中的茶杯已经见底，我便再给她的杯中添上热水。Mary一边道谢一边说，她还从来没有被人这样关心过、照顾过。我笑着劝慰她，又再次坐下，"我们现在继续谈谈吧！"

在接下来的谈话过程中，Mary放松下来，也逐渐地敞开了心扉。通过她的讲述，我还原出她的生活环境，归纳出她的世界观、价值观，以及平时为人处世的方式方法。

交谈之初，Mary 比较被动，基本是我问什么问题，她便给出答案，有时候她回答的内容不够完整，我便请她继续补充。但渐渐地，Mary 打开了话匣子，她在沟通的过程中也自然而然地流露出各种情绪，这终于让我感觉到，我面对的是一个有血有肉，并且还有着独特情感经验和个性鲜活的人。

探寻疾病背后的深层原因

"Mary，你知道吗？"我听完她的此番讲述后，缓缓说道："从性格上来说，你整个人要强、倔强、勇于担当，因而经常给自己带来压力。但是，一旦反转这种心理压力，那么你便会产生强大的生命力。只是，你从来没有意识到而已。"

"徐院长，经过您刚才的分析，我才第一次真正了解了自己的性格、价值观、看问题的角度方法。但更为重要的是，我通过您的分析，还了解到自己的性格、思维方式等，竟然与自己的家庭生活、工作和身体状况，有着如此密切的关系。"Mary 用双手拢着茶杯，掌心紧贴在茶杯上，她低声说着，面带愧疚之情。

那天天气并不冷，甚至可以说非常温暖，可 Mary 一直在颤抖着，她说她很冷也很疲累。我建议她先去办理入院手续，待明天再进行沟通。可 Mary 却固执地表示，还想继续交谈下去，她还说通过刚才的谈话，她终于对自己的未来产生了一些信心。

"Mary，你对自己的未来人生始终不抱希望，是这样吗？"

她紧咬着嘴唇点点头，下嘴唇渗出了血丝。我走过去拥抱着她，拍拍她的后背，帮助她更为彻底地放松下来。

"Mary，咱们接下来谈谈产生疾病的深层原因，可以吗？"

见她表示认同，我便继续说道："说起疾病背后更深层的原因，我们就进行自我反思了。因为导致疾病出现的元凶，不是别人，正是我们自己啊！"

"啊？怎么会？"Mary 的脸上笼盖着一层浓厚的疑云。

"你读过大卫·霍金斯的《力量与能量》这本书吗？"我没有直接回答 Mary 的问题。见她带着满脸犹疑，轻轻地摇头，我便向她解释说，大卫·霍金斯在这本书里讲到了人类意识的能量层次，如果你读了这本书，就能根据书中内容比对出自己的目前生活状况处于哪一个能量层级。

"比如说，那些内心平和、经常处于喜悦状态中的人，往往能量层级较高，健康状况良好；反之，那些长期恐惧焦虑、冷漠绝望的人，健康状况便不容乐观。"

Mary 似懂非懂地问我，这是否意味着，一个人的内在状态直接影响着他的身体健康程度呢？

我赞许地点点头，并引导 Mary 继续深入思考，"假如一个人总是带着负面的情绪、消极的心态面对生活，那么你觉得这个人会创造爱、感受爱吗？"

Mary 使劲摇摇头，"我长期心怀焦虑，感受不到任何生活的乐趣，更别说创造爱、感受爱了。"

"那么你现在应该明白了吧？疾病背后的深层原因就在于你的内心状态以及思维方式。"我留心观察着 Mary 的表情变化，她张大了嘴巴，半响无语。我继续向她说明了负面情绪、巨大压力对身心的严重损害，以及内在精神对人体免疫力和自愈力的激发作用。

坐在我对面的 Mary 安安静静地听着，她不时地点头表示赞同，有时候也会提出自己的疑问。她说自己对于生活并不存在多么强烈的愿景和信心，并且她也难以产生诸如爱、慈悲、释怀等充满正面意义的情绪。

"你有没有想过，一旦你长年堆积的负面情绪得到释放，你才有机会创造积极、正面的情绪。就像你面前的茶杯，只有当它处于空杯状态，才能倒进去热水，再次飘起茶香啊！"我这样引导着 Mary，让她更进一步地洞察自己的内在状态。

在沟通过程中，Mary 几度号啕痛哭，那些淤积在内心的负面情绪终于获得了极大释放，而她本人也在这个过程中渐渐获得了信心，看到了希望。擦干眼泪后，Mary 紧握着我的手说，期待能够通过整体医疗，从此拥有一个不一样的人生。

身患癌症的 Mary 初入院时面色晦暗、双目空空，只有当医生和护士与她沟通治疗事宜时，她才勉强支撑着精神说几句话。见她又把自己封闭起来，我很是担忧，便想趁查房的时候继续帮助她打开心结，从她自己那封闭的世界里走出来。

我推开病房的门时，看到 Mary 呆呆地坐在窗前，可是那天分明是个下雨天，雨天容易令人伤感。我希望 Mary 是在欣赏那蒙蒙细雨的宁静。

"瞧你今天的精神状态还不错，都有兴致赏雨了。"我笑吟吟地对 Mary 说。

Mary 转过头回应着说，她对自己未来的人生很是迷茫，她看着窗外飘零的细雨，就会联想到自己那余下不多的时间，于是心中便阴云密布，陷入悲观绝望之中。

"可是，Mary 你想过没有，雨停之后空中就会出现彩虹。"我把两手分别搭在 Mary 的肩头，看到她的目光里生出一些淡淡的光彩。我对自己说，千万不能放弃 Mary，不能让她再次落入绝望的深渊。

从那天开始，Mary 十分积极地配合治疗，由于她和我们的医生逐步从陌生到熟悉，建立起信任关系，因而每次见到医生、护士，也乐于与他们交流自己的病情。

爱扶小组的关爱和帮助

就像在平时的整体医疗中，面对医护人员和爱扶小组病友们的支持与帮助，Mary 也多次表示自己感受到了大家的关爱，也尝试着给大家带去欢乐，可她脸上笑容、内心的感动并不持久，而且始终处于极为被动的状态中。

在我们的爱扶小组里面，每个病友都有自己的使命，也都有自己的目标对象，他们既是身患疑难杂症的病人，同时也是撒播友爱的天使。他们的使命就在于，要用自己的实际行动让其他病友感受到真诚的爱与关怀。让病友们时刻感受到战胜癌症的信心、不断获得的成长，这些都是爱扶小组成员们的责任，同时，每一个小组成员在爱的付出中，也得到了爱的体悟与升华，实现了人生境界的提升。

然而 Mary 却始终对此保持着距离——她试图躲避其他的小组成员，面对病友的爱与关怀，她表现得极为被动。病友们也向我反映，大家从 Mary 那里得到的关注和支持，极为有限。

整体医疗的一大特色便在于，医生根据每位病人的不同情况，会布置不同内容的巩固训练作业，Mary 在完成这些训练作业时，并不能做到完全自觉的坚持，而是需要主管医生和我的强力督促。

每当 Mary 表现出进步，我便毫不吝啬自己的夸赞；当她哪里还可以做得更好些，我也会悉心地引导。我知道，她需要我们投入更多的细心帮扶，才能取得更大的突破，打破那厚厚的名为"自我"的茧，以大爱代替恐惧，沉浸在爱与被爱的海洋中。

但同时我也知道，Mary 要做到这一点，很难很难。Mary 的内心就好比是一块缺乏感受爱、给予爱的贫瘠土地，在这样的土地上进行改良、耕耘，是何其困难！意识深处的感受与观念，是如此的根深蒂固。

然而，我不愿就此放弃。我一直都记得，我曾经答应过 Mary，一定要帮她走出痛苦的泥潭，直到今日我都依然记得当时对她作出的承诺。为了进一步帮助 Mary，我与她共同梳理了一下她的家庭关系状况。实际上，Mary 与丈夫十分在乎对方，丈夫对 Mary 怀有深挚的爱，只是 Mary 不接受丈夫爱她的方式，因此也就无法感受到丈夫的爱。

"通过对你们的日常生活进行分析，我觉得你们夫妻二人需要进行更深层的沟通，不然，问题将永远存在，而你的病情也会一再反复。"我满怀期待地望向 Mary，并对她提出新的要求：一定要用心完成我为他们夫妇二人精心准备的训练作业。Mary 也用诚挚的目光望向我，那目光中渐渐地充满了光彩，大概她终于有所领悟。

一个人若是真的渴望转变人生，那么当下便会产生惊人的意志力。Mary 便是如此。她央求我陪伴她给姐姐、姐夫打电话，她说有了我的陪伴，她的内心就会充满力量。我自然笑着同意了。待她平静地向姐姐、姐夫报平安后，又用满是爱与信心的语气，向父亲讲述自己最近的收获，并得到了来自家人的支持和满满的爱。

"徐院长，您说得对。我现在感觉自己的内心特别舒服、轻松，大概是因为自己做到了某种程度的释怀与放下吧！"Mary挽着我的手臂，露出一个灿然的笑容。

我也笑呵呵地回应道："你看，当一个人作出突破后，就会产生与以往不一样的感受。"

听我说完，Mary先是一怔，然后说，确实啊！直到内心真的释怀后这才真切地发现，很多时候都是一些"我以为"的念头，将她牢牢地局限于自己的那方小天地。

此后的Mary在爱扶小组的活动中，更进一步地体悟着爱，并尝试创造出爱。Mary曾对我说，她接触过那么多病友，可是有两个人给她的触动最深。一位是生命处于弥留之际的老人，当这位老人听说一个病情危重的小女孩的梦想是学习钢琴，当即决定在离开人世前，要教会小女孩弹电子琴，而这位老人因有了这个心愿，一度萎靡的精神竟然有了明显好转，他用了三天时间达成愿望，这才面带微笑，溘然长逝；而另一位则是晚期消化道肿瘤患者，他满腹腹水，戴着氧气管、造瘘管，坐着轮椅主动找到刚住院的病人，向他们讲述自己与疾病对话的体悟，以及通过整体医疗而不断增强的信心，他在给出无私大爱的同时，自己也获得了无穷的力量。

当她对我讲述这些病友的情况时，一度泫然泪下，继而失声痛哭。而我则静静地拥抱着她，只等她把心中的情绪完全排空。

在巨大的能量场中，Mary感受着爱，感受着关怀，她不断做出突破，这些，我都看在眼里、喜在心头。

雪山之行成为重要转折点

不知从什么时候开始，Mary 与我的关系，也不再是纯粹的医患关系。她开始喊我"院长妈妈"，而我见到她时也会开心地挥手，夸她脸色越来越红润，越来越漂亮。我陪伴她做检查，与她一起查看检查报告：肿瘤分子免疫指标明显下降，胸腔积液消失，胸部包块缩小。

在治疗期快要结束的一天早上，Mary 走进了院长办公室，Mary 除了接受常规整体支持治疗外，还要面对我这个院长妈妈进行最后一次长谈。

Mary 静静地坐在我面前，我们谈到初次见面的场景，Mary 认为，诊断肺癌晚期时她就被就宣布了死刑，不过是缓期执行三个月。本来只能坐以待毙，可她做梦也没有想到，在这里的经历，给了她一场颠覆性影响。她对生命有了完全不同的感受和看法，终于明白"思想在什么高度，看见什么风景"的道理。

目前，她来昆明时的痛苦症状都消失了，体力也已经恢复。她非常明确地对我说，她来过云南这么多次都没有机会去看看雪山，她想去香格里拉，去爬雪山。

望着 Mary 倔强的神情，我当时非常吃惊。香格里拉地区的雪山景色壮美，但我十分清楚近 4000 米的海拔对 Mary 的身体状况意味着什么。

"你当真要去？"我多少有些明知故问。

Mary 点点头，"是的，一定要去！"

我没有劝止，而是嘱咐道："你要做好一切准备才能出发。"

Mary 再次点头。我从她的眼中第一次清晰地看到了宁静、平和。或许，此次雪山之行，会成为 Mary 人生中的一个重要转折点。

接下来 Mary 要求与我详细讨论死亡，死亡的过程，但更主要的，还是谈了生命未来应该怎样继续。

在此后的三天，我们没有再说过一句话。我希望 Mary 能够好好思考一下自己决定对此生的意义，也希望她能够对登雪山充分进行心理及物质的准备，与家人达成共识。

Mary 义无反顾按时出发了。已经出发两天的 Mary，没有与我联系。而我也早就悄悄与香格里拉的朋友们取得联系，并与当地的医院医生朋友做了交代安排。彼时，我正在外地开会，尽管忙得焦头烂额，可心中依然挂念着 Mary。

在会议间隙，我登录微信，看到了 Mary 在朋友圈里发布的动态：她站在雪山栈道上，整个人显得意气风发，竟与之前大不一样。除了图片之外，还有四个字：继续向前！就在那一刻，我的泪水无声地滑落下来，打湿了面前的文件纸张。

等到了晚上七八点，我终于得空拨通了 Mary 的电话。电话接通的那一刻，坐在普陀山南天门外的皎洁月光下的我，泪水再一次奔涌而出。

"你还好吗？ Mary ！"

话筒里传来 Mary 兴奋喜悦的声音："我很好，院长妈妈！"

再次听到她的声音，我掩饰不住自己激动的情绪，于是哽咽地问她，此刻在做什么，有什么不舒服的症状？没想到的是，Mary 哈哈笑着说，她在攀爬雪山的过程中遇到了几位"驴友"，此刻她正在和新朋友们喝酒聊天。

"雪山太美了！生活太美好了！我要继续走下去！" Mary 说完，放声大笑。

放下电话，我便马上拨通了 Mary 丈夫的电话，希望他也能够出现在香格里拉，陪伴在 Mary 身边。

"徐院长，看到 Mary 那么快乐，像变了一个人，我发自内心地为她高兴。可是，尽管我很想过去陪她，但眼下事情太多啊！"Mary 的丈夫犹豫着说。

我微微叹了口气，立刻对 Mary 的丈夫进行一番开导：凡事都是心念决定的，事情什么时候都可以处理，但是，感受爱、给予爱的时刻，却是转瞬即逝啊！

半小时后，我收到 Mary 丈夫发来的短信：已订妥明天飞往香格里拉的机票。

如今想来，我内心依然激动不已。身为一名医生，一个整体医疗师，或许面对患者的顽疾时医学科学有自己的局限，但我始终无法放下爱与慈悲。回想起与 Mary 相处的那些日子，我见证的不只是 Mary 的蜕变与超越，更经历了自己人生中最为重要的一场修行。

病情的反复是为何

返回家乡 Mary 的状态极大地鼓舞了 Mary 家人及朋友的信心，一天她笑着打开视频电话告诉我："徐院长，我在老家医生一直要求我化疗，我和家人共同做了一个慎重的重大决定，我决定接受化疗。"要知道，之前的 Mary 可是相当排斥化疗的。我清楚这是医学科学技术的一次最后努力。Mary 在视频中比划了一个 V 字手势，对她的勇敢予以鼓励和赞叹，Mary 张开双臂给我一个远程的拥抱。

不久后 Mary 开始在当地医院接受规范化疗，Mary 对化疗的反应比较重，她选择坦然接受。

　　这一天，我在国外出差，接到 Mary 打来的电话，尽管她在另一个地区，距离我遥遥数万里，可是我能感受到命如游丝的气息。"院长我不想活了，告诉您一声，我现在要去天上找妈妈了。""你现在哪个位置？家人在吗？"Mary 一个人在家，准备打开煤气结束生命，临行前与我告别。我坚定要求 Mary 立即走出厨房，到有阳光的地方。

　　在电话里，我了解到 Mary 近段时间病情在恶化，症状甚至比之前还加重了。为此，Mary 实在不能理解，为何自己已经接受痛苦的化疗，病情还出现反复。

　　我们谈了许多问题。Mary 了解到每种癌细胞的生长速度是不同的，早期癌细胞生长初速度是很慢的，一个癌细胞长成针尖大小的实体瘤，需要大约 8 年或许更长的过程，这时聚集了大约 10 万个癌细胞。从针尖大小长到 1cm，约有 10 亿癌细胞时，生长速度加快。癌症一旦发生转移，转移癌细胞的发展速度是非常快的。

　　深度沟通后，我清晰看到 Mary 一个人仅短短时间病因治疗中，已种下自我突破种子点燃了希望的烛光，但是树苗尚还稚嫩光亮微弱，癌症晚期发展的速度是很快的，病情发展反复是必然的结果，选择勇敢面对现实，坦然接受是生命更高的功课。

　　住院治疗的那段日子，Mary 与最初确实大不一样了。曾经的她在很长的时间里过得压抑而绝望，心中缺少温度，就像一个久未接触过阳光的人。在医院接受整体医疗之后，Mary 不仅逐渐变得爱说爱笑了，更重要的是她那些负面情绪和消极的观念，都在逐步瓦解之中。认知有了很大的拓宽，知道不等于完全能做到，知行合一是生命成长最难的突破。

在整体医疗长期实践中，我们一次次见证，在医学科学技术支持外，生命奇迹的发生需要具备三个必要条件：

1. 留有足够的治疗时间——时间窗；
2. 有强烈的生存愿望，接受改变；
3. 创造奇迹需要改变的速度超越肿瘤增长的速度。

目前，Mary 内心觉悟的小火苗还太弱了，疾病的痛苦在吞噬身体，外来的一点点风雨就会把这小火苗轻易扑灭。

Mary 回到家后，家人、朋友都认为 Mary 目前的状态已经是奇迹，全家每个人都拼尽全力尽量为 Mary 分忧解难。但由于化疗加重了她的痛苦，人人对她说话小心翼翼，家务不让做，成天无所事事，让 Mary 感觉自己是一个病入膏肓的病人，她与世界的联系已经中断，这不是她需要的生活，因而她情绪波动十分巨大，越来越绝望。就在她与我通电话时，我虽然见不到她这个人，却通过她的讲话方式感知到她再次被负面情绪拖入了病痛的深渊。

"Mary，选择死亡是最容易的逃避，选择向死而生才是勇士。能够救你的是你自己。"当时，我就是这样对她说的。

"Mary，家人需要你，你的孩子需要你，你很重要。""真的吗？徐院长，我应该怎么办呢？" Mary 的声音中透露出无力感和疲惫感。我知道 Mary 的生命在悬崖边，只恨自己身无羽翼，无法飞到 Mary 身边，无法向她提供我所能给予的一切温暖与关怀。

"你现在能够依靠自己走出困境，你必须行动。就是死也要精彩。"近 2 小时的长途电话沟通，终于让 Mary 同意每天用微笑面对每一个家人、家人朋友，每天给孩子讲个故事，每天与闺蜜视频通话，每天打扮得优雅。

为了帮助 Mary，我特别安排瑞奇德医护人员督促检查，同时与 Mary 多位闺蜜沟通。在大家充满爱的鼓励下，Mary 不仅获得了爱与慈悲，获得了生存的信念，她更是通过付出真诚的爱，不断突破了内心的障碍。

一次电话中我对 Mary 说："你还记得吗？在你接受整体医疗之初，我曾对你说过大卫·霍金斯的发现，凡是生病的人一般都经常处于负面意念之中。大卫·霍金斯认为，那些充满痛苦、怨恨、沮丧等负面情绪的人，最是容易患病。他还说，只要了解到病人的心理状态，就知道这个人为什么会生病，因为从病人身上找不到任何爱的踪影，他呈现出来的状态不过是仇恨、愤怒与绝望。"

"所以，"我对 Mary 充满期许地说，"爱是一种能力，包括感受爱、给予爱，这些都是非常重要的能力，需要用一生来学习。爱是你留给孩子、家人、朋友最宝贵的财富。"

Mary 在电话的另一端表示明白并且愿意去践行，"感激命运让我遇到您，感受到一份特殊的爱，让我在最绝望的时候看到许多美丽的风景"。

希望 Mary 如今一切都好，喜乐安康。希望我们每一个人，共同去向那无我的境界，沉浸在大爱之中。

第十六章

治愈老年抑郁症——生命的意义在于创造

当生命内在的光芒真正被激发，纵然天空没有月亮，心中也会一片皎洁。

许多年前，我收治过这样一位患者：当时她已经71岁了，不仅身体非常虚弱，而且精神萎靡，双目无光。这位易女士（化名）在一年内频繁发作呼吸困难、剧烈咳嗽等病症，每次发病时便不能平卧，还会出现一种濒死感。不仅如此，她还伴有急性心衰，每当发病时，家属便要反复拨打120，送进各个医院进行抢救。

第四次突发疾病被送入医院

那天我刚好处理完几项工作，正在医院大厅的休息区与一位即将出院的患者朋友说话。由于已是晚上，不愿影响患者休息，便宽慰了他几句，再让护士好好地把他送回病房。

谈话刚刚结束，我便听见一阵急匆匆的脚步声，我抬起眼睛一看，映入眼帘的是一个神色慌张的中年男士。我再定睛瞧去，才知走进医院的是"老熟人"。

这位老熟人正是易女士的儿子。他抹了一把脸上的汗水，一抬眼就看到了我，急忙开口问道："徐院长，我母亲她……"

"已经送去急救室了。"我走过去拍拍他的肩膀，试图缓解他满心的焦灼与不安。

也难怪他着急，算上这一次，易女士已经是第四次因为突发急病被送入医院了。

"正在忙着别的事情，就听家里人说我母亲突然呼吸困难，不能平卧，还伴有剧烈咳嗽。既然已经送去抢救，那么我心里多多少少地踏实些了。"

由于之前易女士曾经在我们医院经历过三次抢救，因而她的子女对我们医院比较有信任感。听到患者家属给予这样的评价，我这个院长自然满心欢喜，但也更明确地意识到，一个医生肩上的责任是多么重大。

易女士自从退休后便长年不适，她的家人们也因此掌握了一些医疗常识。只要易女士出现呼吸困难、剧烈咳嗽，她家人们便知道，易女士这是又发病了，心衰了。心衰，是导致临床上死亡非常重要的原因，尤其是老人出现心衰状况，那么常常与冠心病有关，如果得不到及时救治，便会危及生命。

我清楚地记得，那天晚上，易女士被送入医院时情况已经很不好了。在进行检查时我们发现，易女士的面部和脚部都已经严重浮肿，两个肺部皆可闻及大量的干湿性啰音和哮鸣音。她只能端坐着呼吸，根本无法平卧。检查结果显示，易女士的 N 端脑钠肽达到了 3000pg/mL。N 端脑钠肽主要用来评估患者是否心衰以及心衰的严重程度。对于超过 70 岁的人群来说，N 端脑钠肽大于 1800pg/mL 就说明身体异常。在易女士做完心脏彩超后，我们发现，她的左心功能正在迅速下降。

这是一个怎样的状态呢？很明确地讲，易女士处在全心衰竭并且伴有急性的左心衰和心源性哮喘。她的心功能是 4 级，属于心衰分级的最严重的一级，随时可能发生心博骤停。

前几次易女士被家人送入医院进行急救，虽然情况不乐观，但也不像这次这样严重。所以我与其他患者沟通之后，便准备着手加入救治易女士的工作中。

急救室外，易女士的家人们在焦急地等待着。我轻声对易女士的子女们说，像易女士这个年龄段的老年人发生心衰状况，如果希望在 6 个小时内迅速控制病情，当然首先就要强心、利尿，然后进行一整套保护心脏的措施。

"徐院长，我们信任您，也信任每一位医生，您可要想想办法治好我妈妈啊！"易女士的子女们哽咽着，每个人的脸上都呈现出无比凝重的神色。

"大家请放心，这里就交给我们了。"我对易女士的子女们这样说道。

对于易女士的这些子女们，我还是比较了解的，毕竟我与他们已经进行过多次沟通。这些子女们个个都很孝顺，懂得心疼父母，也非常用心地照顾父母的晚年生活。易女士与老伴感情笃厚，膝下又有子女和孙辈环绕，在同龄人中，算是很幸福的了。

为什么一提出院她就症状发作

可我依然产生了种种疑惑：易女士生活在氛围温馨的大家庭中，拥有和谐温暖的人际关系，她为人和蔼，从未与人发生过严重的冲突矛盾，更没有生过闷气。那么她为何会患上如此严重的心脏疾病呢？这就需要通过易女士的家属来了解一下她的病史了。

"徐院长，之前我母亲在其他几家医院进行抢救时，每次也是这样的过程。"

"平时我们照顾母亲都倍加小心，生怕她发生什么意外。"

"就是呀！这次真是吓死我们啦！"

易女士的子女们与我们轻声交流着。作为患者家属，他们内心的恐惧、忧愁和焦灼，表露得一览无余。我深知患者家属的这种心理，便放慢语速安慰道："易女士这次送来得非常及时，平时你们对她照顾得那么贴心，我想，老人家这次一定会转危为安的。"

果然，经过及时的抢救与治疗，易女士的心衰症状有了明显好转。几天以后，我们认为她已经达到了出院标准，便来到病房，与她沟通。

"易女士，您今天气色不错呀！"我笑着说道，同时伸出双手。

这位老太太的目光依然有些浑浊，呼吸略有困难，但她紧紧抓住我的手，似乎一刻也不愿松开。

"徐大夫，您早啊！"易女士浅浅笑着，低声回道。尽管她身体很虚弱，可依然微笑着与医生、护士打招呼，举手投足之间尽显出众的教养，言谈举止之中一展不俗的风度。

"老人家，您今天感觉还好吗？"我拉着易女士的手，通过身体接触来温暖她，也希望她能够感知到我心底对于病患的这份关爱。

"算上这次，我已经是第四次来到你们医院了。每次在子女们的陪伴下来到医院，我其实都特别恐惧。可是看到您，我心里便踏实啦！"气质优雅的易女士即便是在重病之中，也以她自己的方式温暖着别人、感谢着别人。

自打从医之后，我便遇到过很多患者朋友，他们都在用各自的方式表达着内心的感激、欢喜，抑或是焦虑、恐惧。我喜欢这种敞开心窗的交流。因为在这样的交流过程中，我与患者都能够感受到人类至高的情感——爱。

易女士见我没有说话，便笑着问："徐大夫，我这身子骨可还行啊？"

"行，您现在已经没有大碍了。我们准备跟您商量一下，您可以出院了呢！"

听到"出院"二字，易女士的神色微微有些变化，然后便出现了呼吸困难等症状。

是的，易女士的病情再次发作了！

然而奇怪的是，根据我们治疗后的检查结果显示，易女士确实已经达到了出院标准。这究竟是怎么个道理呢？怀着满心疑问，我联系了一下易女士的子女们。通过一番交谈，终于知道，易女士每次到其他医院治疗时，也会出现这种情况——只要医生提到出院，她就症状发作，所以在之前就诊的那家医院住了二十多天。

"啊？竟然还有这样的事情。"我在头脑里打了无数个问号，因为从整体医疗的角度来看，这位易女士的病症肯定不只是心衰，而她的病因也必然比较复杂。

易女士的子女们都很孝顺，为了治好母亲的疾病，他们便带着她在全国各大医院往来奔波。从腰腿痛、咳嗽和胸闷的症状进行诊断后得出结论，易女士患上了冠心病。可是，在经过多项检查以及心脏造影之后，却并没有发现心脏冠脉出现严重堵塞。

"为了治疗疾病，医生们给我母亲开了很多药物，比如镇痛的药，以及对治胸闷、呼吸困难的药物，有六七种。可是，母亲的症状并没有得到缓解。"易女士的子女们曾这样说过。

"在接受了西医、中医包括很多民间的治疗方法，易女士的病情依然没有任何好转吗？"我们反复地向易女士的子女们询问她的病史，最终得到的答案是，易女士的病情反复发作，从没有过好转的迹象。

在获知这些信息之后，我便陷入沉思。结合一下易女士眼下的身体状况，我们考虑她同时存在亚急性的老年抑郁症。我们建议易女士接受相关治疗，但是她的子女们居然异口同声地拒绝了我们的提议。

"徐院长，不是我们不信任您，而是我们觉得母亲怎么可能患上抑郁症呢？"易女士的子女们对我们的诊断结果持怀疑态度，更重要的是他们认为，易女士作为一位退休教师，而且还是当地颇有影响力的一所学校的优秀教师，她不可能患上老年抑郁症。

易女士的子女们还表示，平日里他们从来没有见过母亲出现任何消极悲观的情绪，甚至连垂头丧气、情绪低落的状态都不曾出现。"我们家庭这样温暖、和睦，我们做子女的这样孝顺父母，我母亲怎么可能患有抑郁症？"易女士的子女们反复这样说道。

由于易女士的子女们断然拒绝了我们的治疗建议，我们也只好继续对易女士施以传统治疗，并且进一步用药以治疗心衰的症状。但是，每当易女士的病情出现好转之后，马上再次加重，如是反复好几天。

在整体医疗中发现她的心结

某一天，我又来到病房看望易女士。她的子女们全部围在病床旁边，大家神色悲戚，低声啜泣。易女士缓缓开口说："我觉得即便自己的生命走到了尽头，我也能够坦然接受。只是，我才 71 岁，甚至还没有活到目前中国老年人的平均年龄呢，真是不甘心啊！"

"不然，我们通过整体医疗来为您瞧病，您看如何？"之前我也曾对易女士的子女们提及此事，可他们由于从未听说过这样的治疗方法因而拒绝了我的提议。而此时，我出于一名医疗工作者的责任感以及对生命的尊重，再次向易女士提议。

原本我以为易女士会像她的子女们一样，断然拒绝我。没想到，易女士微微地点头，表示她愿意接受整体医疗，也愿意把自己交托给我。

在那一刻，我的胸口涌上一股热流。我用坚定的声音说道："谢谢您的信任！"

进入到整体医疗的过程之后，我发现易女士的子女们对整体医疗的态度是在不断改观的，他们由最初的怀疑、抵触，变得日渐理解、接纳。

在易女士及其家属的讲述下，我们与她和她的家人共同回顾了她在青年和中年时期的生命状态。而后我们发现，易女士身为一名数学老师，在高校里教授高等数学，始终都在勤奋工作着。她热爱自己的本职工作，对于教育事业怀有极大热情；尤其难能可贵的是，她对待学生们如同对待自己的孩子一样。而易女士的那些学生们在各自的行业、领域中，也有着不俗的成绩。

65岁那年，易女士办理了退休，此后就待在家中，开始过上了无所事事的晚年生活。随着孙辈们陆续出生，她便开始照顾年幼的孙辈。当孙辈们渐渐长大，入学读书，她便不需要继续为孙辈们操心了。

"我家这些孩子，个个都很孝顺父母，知冷知热。"易女士的老伴这样说道："我们老两口，去儿女们家中轮流居住。本来想着，我们两人能多少帮孩子们做些什么，但其实，孩子们根本不让我们做事情，因为家中请了钟点工，我们连家务活儿都不用操心。"

易女士继续补充道："每天，孩子们或者陪我们出门散步，或者与我们聊天。有时候社会上也会有一些人请我们出山，但孩子们从来都不允许我们再度操劳。他们觉得我们有了年岁，晚年生活就应该在家中安静、悠闲地养老。"

"那么，您对于孩子们的这一观点持怎样的态度呢？您真的不想再为这个社会做些什么吗？不想再奉献自己的余热吗？"我关切地问道。

听了我的这个问题，易女士深深地叹息道："其实我非常愿意为这个社会再做些什么。"

老人家说出这句话后，她的孩子们都非常震惊。这些子女们面面相觑，却又不发一言。这时候，易女士的声音再度响起："从我65岁刚刚退休开始，你们就通过你们认为的最好的方式来对待我。你们以为让我吃好喝好，不为家事操心，便是子女们对母亲最好的爱。确实，你们给了我很多生活上的照顾，也让我享受了很舒服的物质生活，但是你们以自己的标准来关爱父母，为父母安排晚年生活，可曾真正想过我们老年人的心理需求？"

易女士的子女们听到此处，个个羞愧得满面通红，深深地垂下头。

"你们以为，给父母安排得吃好、穿好，就是真正的孝顺了吗？你们从来没有想过我们需要什么样的安排。"易女士连连叹气。想来她的这番话憋在心中很久了，她的子女们听后，脸色变了又变，在震惊和羞愧之外，还有些许不解。

在后续的治疗当中，我向易女士提了一个问题："生命的意义是什么？"

易女士思考良久，最终说道："生命的意义在于创造。"

"大家不妨想想，如果我们到了70岁的年纪，就应该吃喝等死，那么我们的生命也就变成了一场煎熬，对不对？"我说。

"对！对！"易女士双目炯炯，不住地点头赞同。

"在退休之后，我便开始反思自己这几十年来的职业生涯。一直以来，我都担任数学教师，但我并未停止思考，教育的任务究竟是什么呢？"易女士谈及此处，面露忧愁。

我凝望着易女士，感觉她眼中渐渐出现了一抹光亮，并且那光亮越来越强。

"在几番思考之后，我觉得教育的真正任务是要让学生们理解生命、尊重生命，对生命产生自己深刻的感知。但是很遗憾，我当了 40 多年的教师，只是给学生们传授了一些专业的知识技能，但并没有传递出教育的意义，也没有让学生们对生命本身有所领悟和思考。"易女士不无痛心地说道。

　　"您想过没有，如果再给您一次机会，请您出山，再度回到工作岗位，您会如何选择？"

　　听我这样问，易女士便说："只要我的身体状况允许，那么我就愿意重回教育岗位，为这个社会再尽自己的一份贡献！"

　　看来易女士想要的是一个充实、饱满、有意义的晚年人生。

　　"如果我能活到 80 多岁，我希望自己不再过着吃喝等死的生活，而是和老伴携手到喜欢的地方散散心。而且我还想过，如果能够重回工作岗位，我就做一名心理咨询师，为学生和家长提供心理咨询。"说到此处，易女士双目炯炯，语调也轻快了许多。

　　之前易女士就曾对我说过，她非常羡慕日本和台湾的老人，到了 70 多岁依然能够工作，而不是宅在家里，吃喝等死。

　　"我特别赞同您的观点。"我对易女士诚恳地说道。

　　在整体医疗的过程中，易女士不仅解开了心结，而且她身体上的变化也非常巨大，尤其在精神状态上，更是与往日不同。她变得爱说爱笑，经常与我们这些医生、护士开玩笑说要做个职业规划。

　　出于对易女士的身心健康考虑，我召集她与老伴以及子女们坐在一起，反复讨论老年人如何安排他们的晚年生活，如何通过工作获取尊严。待易女士经过治疗，达到出院标准后，她便兴冲冲地联系到自己曾经工作过的学校，表示希望再度回到校园，继续为社会发光发热。

果然如她所愿，她在学校里担任了心理咨询师，为学生和家长提供免费的心理咨询。每年，易女士都会回到医院进行复查，每次见到她我们都会笑着说"哟，您又变年轻了""您气色真不错"。

　　最近我给几位老年患者检查身体的间隙，总会想起易女士。现在，她的生命状态非常好，而她说过的那句话，也不时地回荡在我耳畔。

　　她说，生命就是一个不断提升自我的过程，哪怕到了100岁，人依然可以活出自己的光彩。

第十七章

只有接受死亡，才能找到真正的生命

所有的痛苦、疾病都有意义，我们要做的，只是拆开丑陋的包装，发现里面暗藏的礼物。

那是 2014 年的一天下午，我在香港接到张先生的电话：

"谢谢您的帮助！我完成了今生的修行，终于可以圆满离开了。明天下午此刻，是我上路的日子，特别打电话向您告别。另外送给您一套书，在您遇到艰难的时候，或许书中的内容会对您有所帮助。"

我匆忙结束了香港的工作返回昆明，希望为张先生送别。可是，张先生已于通话次日下午四时往生。

帮助晚期肺癌病人有一个好眠

41 岁的张先生是一位晚期肺癌病人，从事教育工作，是一位佛教徒。祖籍云南。多家医生诊断张先生为晚期肺癌终末期，各脏器已经衰竭。张先生希望落叶归根，朋友及家人了解到瑞奇德医院是通过美国 JCI 国际医院管理认证的医院，可以提供安宁治疗及宗教服务，故选择到瑞奇德做临终关怀。

怀着对他深深的敬意，我在医院等待张先生到来。晚上十点，学生、朋友所包的专机抵达昆明，张先生被推入病房。

他极度衰弱，面色晦暗，脸上布满了褐色的斑块，眼圈周围是宽宽的黑晕，双眼满是绝望和委屈。

经治医生为张先生进行入院评估检查，每一个细小的动作都会引发张先生剧烈的疼痛，揪心的呻吟。我忍不住上前接过医生的听诊器，轻轻对张先生说："请您再忍耐一下，多一些对您的了解或许可以多一点帮助，可以吗？"

得到张先生的配合后，顺利完成身体检查。张先生已经处于癌症末期恶病质的状态，呼吸十分困难，背部及骶尾部受压已形成褥疮。

我问："您多久没有很好的睡眠了？"

他伸出两个指头，

"两天？"

张先生摇摇头，

"两个星期？"

再次摇头，

"两个月？"

张先生用力地点了点头。

"张先生，今晚我们只做好一件事，帮助您实现一个良好的睡眠。"

张先生双手合十做了一个感谢的手势。准备完毕，在生命指标检测下，护士为张先生注射了镇静镇痛药。我在轮椅旁边坐下来，轻轻地握着他的手，"安心睡吧！我们会陪伴您。"我知道张先生不能睡眠的原因，不仅是癌症导致的疼痛，还有对死亡的恐惧。很快，张先生进入梦乡，几次突然惊醒看到守在身边的医生、护士，便又合眼沉沉睡去。

整体医疗第一步——赢得信任

入院第三天下午，张先生向主治医生提出希望与院长见面。我进入张先生的病房，他还持续吸着氧，但精神状态已经有所好转，正躺在轮椅上等我。

其实张先生来昆明前，我们就已经详细了解了他的病情，还知道近一月来张先生已不再说话，与身边人交流只是点头、摆手，心如枯槁。对于这样的病人，赢得他的信任，让他愿意打开心扉，开口说话，是治疗的第一步，也是针对他的整体治疗的非常重要的内容。

张先生告诉我，他原是个不知疲倦的人，但这次病，以及一次比一次让人失望的治疗过程彻底击垮了他。这么多年，伴随着他影响力的日益扩大，讲课、接待、培训、写作塞满了个人的时间及空间，大约1/5的时间在飞机上度过，工作到深夜成为常态。唯一坚持的就是每天打坐。吃饭、睡觉的时间几乎可以忽略。从未想到会有生病的一天。

直到两年前开始咳嗽，发热，到医院拍胸片诊断为肺部感染，吃药打针三个月不见好转。再次到医院复查，诊断为肺结核，医生要求张先生服用抗结核药一年。服药9个月时，复查CT发现肺癌，在医生朋友建议下进行了肺动脉灌注化疗。再检查就发现癌组织已到处转移，已经丧失了手术的机会。

通过癌组织穿刺病理学检查，诊断为肺低分化腺癌。用癌组织做基因检查，有基因突变，使用了昂贵的进口靶向药易瑞沙，但是三个月后就没有了疗效。化疗药换了一个又一个，病情依然在不断恶化。

张先生的学生们到处为他寻医问药，中药、西药、藏药，传统医疗、现代医疗、另类医疗都有尝试。可癌细胞越长越快，越长越多，双侧胸腔几乎被癌块及癌性胸水填满，呼吸变得困难，一分钟也离不开氧气。癌肿侵犯了肝脏及腹腔，破坏肝脏功能，让他饮食无味。腹腔中的癌细胞产生腹水，压迫肠管，腹胀难忍。转移到脊柱、肋骨、骨盆的癌细胞，每天吞噬着他的骨头，疼痛如万箭穿心。每天依靠240毫克的吗啡，只能获得短暂的疼痛减轻。白天黑夜只能蜷曲在特制的轮椅中，走不得，站不得，睡也睡不得，生不如死。

张先生茫然地自问自答："肺癌是上天对我的惩罚吗？十九岁我便立下志愿，要为百姓离苦得乐奉献一生。几十年来，没有一天为了自己享受过。我不吸烟，不喝酒，没有任何不良嗜好。从得病开始，我一直在治疗，从普通炎症变成肺结核，再转成肺癌。为什么上天选择让我患上绝症？好人不得良报，天理何在？"

我深深理解，转换一下说："张先生，我非常能够理解您的感受，今天我们先不论因果，先从了解您的身体开始如何？"

张先生答："非常愿意。"

我问："张先生您对自己有多少了解？您的朋友告诉我您的工作改变了许多人的命运，让很多人迷途知返。您能准确告诉我，您的心、肺、肝、肾、大肠的具体位置吗？您能尝试描述上述器官各自的作用及功能吗？"

他摇头。

"张先生，您是一位学者，在哲学，特别是宗教学方面有很多建树。对于生命，相信在宏观方面您肯定有很深的造诣。但在微观方面，如生命的最基本单位——细胞，您有多少了解？是否有兴趣呢？"

我拿出一盘《细胞内部之旅》视频光碟，"细胞是完成生命功能的基本单位，一个细胞就是一个世界。而我们人体，从出生开始，每个人就拥有这样大于一千亿个的小世界……"

张先生的眼睛告诉我，他对此蛮有兴趣。我们就边放边聊。

张先生边看边不时地发出感叹与疑问，人体内部细胞间协作精准、完美及瞬息变化令他十分震撼。

"身体内的一切，运转正常本身就是奇迹，出错也属正常。对吗？"张先生问道。

"是的！癌症实际就是细胞繁殖出现了异常。"我调出关于细胞异常增殖的那一段。现在的科学观点是：肿瘤是由以前失去了形成正常组织能力的细胞构成，简单地说，恶性肿瘤可以看作一类细胞功能失常引发的疾病。

"您相信奇迹吗，徐院长？"张先生问。"我相信！"我肯定地回答："实际上，我们人类这个物种能在地球上生存下来，以及你、我能来到这个世上，都是一连串不可思议的奇迹的结果。"

时间不知不觉地过去近两小时。这期间，张先生没有感到往常那种撕心裂肺的疼痛。当他意识到这一点时非常意外与惊奇。我们高兴地握手庆贺。

"您今天也创造了奇迹！""是的！"张先生兴奋地应和。当我准备离开病房时，他提出一个请求：尽一切可能延长生命，希望我能多给他些个人私密时间，他有许多问题想要与我探讨。

能告诉我得病的真正原因吗

见过太多这种心如枯槁状态的人，我知道在张先生心中再燃起这点火苗是多么地宝贵。

大多数人像张先生一样，噩梦来临的那一刻，周围的一切瞬间崩落，如坠深渊，惊慌失措。接下来会表现得愤怒、否认、抗争，到处寻医问药，不认命、不甘心……最后，你发现，一切都是徒劳……任由黑暗包围、吞噬……晚期癌症像恶魔一样，从精神上将人完全击溃。

根据张先生的要求，治疗目的从临终关怀调整为积极生命支持，热卡从每天自己勉强进食 300 卡，到增加鼻饲至 1000 卡。

入院第六天，我刚在张先生对面坐下，仍旧极度虚弱的他说："我是一个失败者！我短暂的一生都在寻找生命的意义。没想到，最先迎接的是死亡……二十一岁我就开始吃素，洁身自好，大学就开始禅修。为了心性的成长，三十四岁禁欲。为师以来，以圣贤为上，传道、授业、解惑，没有辜负'师'的名号。我到底做了什么错事？还是祖先的恶业所致？我无法分辨到底是哪个层面出了问题？院长，您一生见过无数癌症病人，能告诉我得病的真正的原因吗？"

"张先生，我能理解您的这种心情，我无数次面对病人问同样的问题。"我说。

这些年，我也在不断地观察和研究疾病发生，特别是肿瘤发生时带给病人思想、意识层面的改变，以及对他们生命状态的影响。

疾病突然来临时，除了恐惧带来的焦虑和茫然无措外，许多人还会产生深深的羞愧与自责，羞愧与自责是比愤怒、恐惧更为负面的意念，处在更低的能量级别里，这样的身体状态更加不堪一击。

这样的意识根源一部分源于宗教思想，像张先生这样。在几乎所有的宗教意识里，都认为人的不幸与上天的惩戒有关，即因果业报。另一部分源于疾病带来的失能，从而否定自我的价值，以及认为给家庭及社会带来的拖累。

早期的西方医学将疾病归结于遗传因素、生物因素、物理化学因素等，认为在现代医学里疾病是没有意义的，是由于生物、物化的因素，造成人体器官组织功能的改变。顶多说是运气不好，或者缺乏了某方面的科学知识。

现在社会生物医学理论认为疾病发生发展的因素与遗传背景、环境、行为、生活方式等方面有关。其中遗传因素在发病原因中占比约为40%，而环境、行为、生活方式等因素的作用可达到60%，所以，我们是否得病，得什么病与我们自己的选择还是有一定关系的。

环境包括社会环境与生物环境；行为指我们与世界及我们自己的相处方式；生活方式是指我们的一日生活，吃、住、行的习惯。这些方面出现大的、持续性的偏差就会对我们的身体（包括身与心）产生不良影响，即成为所谓的病因，如不好的饮食习惯、长期的不良情绪等。

现在心理学流行的观点认为，压抑的情绪会导致疾病。我国传统的中医文化认为，疾病是肉体、情绪、心灵的产物，身心灵的各个环节是息息相关的，在这当中的不和谐就必然会导致疾病的发生。

从医近四十年来，经历了数不清的疾病，也见证了太多的生死与人生。发现，每个人不但生活状态（包括疾病）不同，死亡时候的状态也各不相同。这里面除了所谓的"天数"之外，就我们个人因素来说，就是我们与外界，与自己相处的方式决定了我们的现实与健康。

凡是疾病都有内因和外因。外因在现代医学上有很多的发现，比如感染、物理因素、环境污染，包括吸烟、不良的饮食习惯等，这些都是一些外部因素；内因是我们的意识及潜意识。每个人生而不同的天性，及后来的生存环境和个人经历，决定着他的意识及潜意识，也就是他看待世界与自己的方式，即每个人与世界和自己相处的方式。这里面存在偏差，会使我们常常很难看到事实的真相，我们每个人都活在自己的"我以为"中，也就是佛教中的"我执"。

"我以为"的不同，同样的事对不同的人就会引发不同的情绪状态，不良情绪引发神经内分泌的变化，导致免疫力下降，产生滋生疾病的土壤。

经过上面的交流，我总结道："外因是条件，内因是根本。若说有因果，这就是我认为的因果。"

张先生点着头，若有所思。

"从事整体医疗以来，许多病例与疗效，让我更加确定一个认识，我常常对我的病人说：疾病是一种警示，小病小警示，大病大警示，是您到了该要改变的时刻。这个改变是什么呢？就是您那么多年和世界相处的方式、方法所带来的压力与情绪。"

"张先生，"我问道，"人生若还有机会重新来过，你对家庭、事业、生活是否会有一些不一样的态度？"

"通过与您的交流，此刻我感觉有些轻松了。"张先生没有直接回答我的问题，但嘴角露出了一丝不易察觉的笑容。

张先生不再那么沉默，医生、护士及家人与他的沟通交流多了起来。

吐露心底的秘密

住院第九天，张先生看起来精神好了许多。脸上有了少许光泽，止痛药用量已经减少了，呼吸困难、大小便失禁等症状也在改善中。

"假如我还可以重新选择，我会选择只做我感兴趣的事情，而不会再强忍着去做一些我不愿做的事。"

当我们独处时，张先生主动捡起了上次的话题："我会给我周围的人更大的空间，不再强求他们服从我的意志。我也会选择给自己更多的空间、自由，不会去压抑自己的感情，不会那么过多地苛责自己。"

"有什么具体的事情吗？"我问。张先生愣了一下，双手支在眉前，过了一下，大滴的眼泪顺面颊流下。

"是的，是的"，张先生止不住哭泣。我站起来轻轻拥抱着张先生。他情绪慢慢平稳后，向我诉说了埋藏心底多年，羞于启齿的"秘密"。

正是这些"秘密"长期压在张先生心里，让张先生寝食难安，内心深处瞧不起自己。在大庭广众下被拥戴、推崇更让他内心产生深深的自责。张先生问，"院长，您现在知道了这些事，您一定认为我很丑陋，很可恶，是吧？"

我回答："是的，从表面看是这样的。"我停顿一下，清晰地表明："但任何事情都要还原到当时的条件下去看。在我看来，在当时的客观条件下，您的做法客观上帮助了许多人及家庭，只是行事的方式不符合您心中的标准而已。根本不是丑事，反而是了不起的善事。"

我俩进一步详细分析讨论，具体"秘密"事件的过程、行为，最后的结果及对他人与社会的影响。张先生最终同意了我的看法，他长长吐了一口气："院长，经过您的分析，我长期掉在'我以为'的陷阱不能自拔，辜负了太多好时光。"

我回答："不仅如此，您长期的负罪感，潜意识上对自己的否定，一直呼唤着死神，是您身患癌症的重要内因之一，尤其在您被诊断肺癌之后，这种意识与潜意识的作用则更加明显。"

张先生似有所悟："您所言极是。近些年睡眠很差，我时常梦见万人相聚对我口诛笔伐的场面。当我一人独处或走在街上，经常会想到如车祸或高空重物坠落这样的意外发生，或许，只有这样，我便可无须解释安心离开。现在我明白，我使自己背上了沉重的包袱。而这一切源于我与这个世界及我自己的相处方式出了问题。无明的'我以为'使我不能看到'事实'背后的真相，也就看不到光明和奇迹，这就是我很长时间以来存在的状态。从今天开始，宽恕和接纳是我最大的课程，宽恕世界，也宽恕自己；接纳自己，接纳大家的爱，也接纳这场疾病。"

从这天起，张先生的家人告诉医护人员，张先生主动要求进食，开始看得见久违的笑容。张先生希望能创造条件恢复打坐。并尝试在护士的搀扶下到卫生间自己大小便。

坦然地面对死亡

入院第 13 天，当我与张先生再见面时，张先生告诉我："来昆明前，医生判断我大概活不到二周，今天已经过去 12 天了。我在考虑如何安排仅剩不多的时间。两年来我一直在和疾病作斗争，让我不断地沮丧和绝望。我每天生活在恐惧里，当身体出现疼痛或不适时，无论多么细微都会令我想到癌症正在不断地疯狂生长，这种念头让我更加担心和恐惧，几乎每天都重复着这个过程。我对死亡本身并不恐惧，但等待死亡的过程太让人煎熬了。"

"对身体细微症状的担心其实就是对死亡恐惧的表现。"我插了一句，张先生略微一愣，我继续说道："坦然面对死亡，对每个人都不是容易的事，但这却是我们人生必须面对的一课。开悟的人说：只有接受死亡，才能找到真正的生命。您对此是怎样理解的？"

"开悟得真性是我们修行人之人生大志。我的信仰就是要通过今生的修行，达到生命的彼岸。在生命拉响警报的这两年，我有许多反思，也算向死而生吧！"他说。

"对您的修行人的世界，我缘份尚浅。但我认同人生就是一场修行这句话，实际它也是我的人生体悟，使我能释怀和淡然这些年的沟沟坎坎或风光巅峰。我确认：为医就是我今生的修行。您是否想过，也许这场病，就是您最后最难的一场修行呢？"

癌症已不再让我害怕

入院第 21 天，张先生在护士的协助下走进我的办公室，"我想给您一个惊喜。"他脸上带着得意的笑。"我想与您分享我的觉悟，希望得到您的引导。"

"很期待。"我搀扶张先生坐下。"昨天我要求复查 CT，当医生给我看那些被癌症侵蚀的骨骼和内脏的时候，我已经没有惊恐，也没有突如其来的感觉，内心很安静。我发现无论癌症的影像在何时浮现，它已经不能再恐吓我。我学会了后退一步，默默地看着它们，只是单纯地注意到这些，感觉不再评判它们。"他说。

"恭喜您！非常了不起的进步。"我衷心地为他高兴："您正在一条智慧光明的路上不断体悟，终将圆满。佛陀说，他一生只做了两件事情，就是了解了痛苦的原因和学会如何止息痛苦……"

张先生每天打坐成为现实，带着氧气行走的距离在增加，疼痛药显著减少，脸上的色斑开始变淡，每次看到他都是慈祥的笑容。

张先生的学生为他在医院附近安排了住房，出院后间断门诊治疗。

生活平静祥和，直到半年后返回瑞奇德往生。

　　张先生留给我的书，用黄色的丝带捆扎着一直放在我的书柜里，我至今没有打开过，因为尚未发生难以克服的困难。

第十八章

梅花日记：写在生命的最后时刻

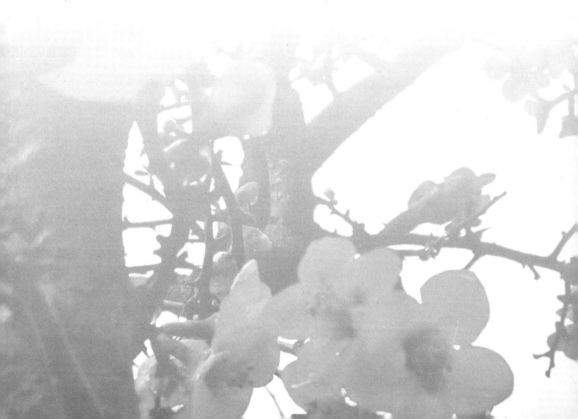

医院是最能见识和体会人生大悲大喜的场所。每天陪伴许多在疾病中成长的生命，每天见证这些生命的圆满或缺憾。治疗是生命在行走，每一步都是途经，也是抵达。

你们观察过梅花吗？就是开在寒冷时节，凌雪傲霜的梅花。

我喜欢梅花，喜欢它那坚强的生命力。我曾在偶然之下，结识过一位名叫梅花的病人。说起这段医患之间的缘分，或许真是冥冥之中自有天意。

2009年4月，一位网名为"梅花"的网友在新浪网上陆续更新"死亡日记"。这些文字记录了她自2006年罹患恶性肿瘤之后的3年间的就医经历以及人生感悟。

"梅花"的故事，不仅收获了超高的点击量，受到了媒体的广泛关注，而且还引发了网友们关于生死意义等重大人生课题的讨论。

在3年多的时间里，梅花在家人的陪同下辗转各地求医，由于之前的医院诊断失误，使梅花错失了最好的就诊时机。当梅花来到我这里时，她的身体早已因肿瘤的侵蚀而无比脆弱。

尽管我心底始终在呼唤奇迹，可终极生命的奇迹并没有出现。梅花最终不治身亡。然而，在这里，在家人和医务人员的关怀下，即便已经毫无治愈希望的她却学会了坦然面对和接纳生命中的一切，并且在疾病中领悟到人生的真义。

梅花决定将自己患病以来的经历，通过博客的形式记录下来，她说她希望自己的文字能够给那些饱受病苦的人带去温暖，给那些热爱生命的人以继续前进的动力。

昨天晚上，根据我眼下的身体状况，倪医生给我换了新的镇痛方案。

晚上 9 点钟的时候，疼痛慢慢减轻，直到消失，这样我才得以安稳入睡。今早醒来，已是 7 点了。很久没有睡得这样安稳、舒心。

醒来以后，能够自由呼吸，也不再出现胸闷和无法忍受的疼痛，每吸进一口空气，我都觉得很幸福。这种感觉真好！

整个晚上，有那么多的亲人和医护人员陪伴我、守护我，这让我感到很有安全感。他们能一直陪伴在我身边，这便是对我最大的支持。

下午，笑意盈盈的护士抱着一大捧鲜花来到病房，她说这是一位好心的陌生人送给我的。其实，自从我的抗癌故事被大家知道后，便陆续有很多未曾谋面的朋友专程来医院看望我。然而，由于接受治疗，精力有限，我无法见到他们。但我心里真的很感谢他们！我只是一个平凡的人，能得到这么多的关心、爱护和鼓励，这让我觉得很幸福也很奢侈。

因为病情的变化，有时我的情绪极不稳定。但是，今天睁开眼看到窗外的蓝天，我真的很开心。我想，这应该就是幸福的感觉吧！

有一位病友前来看病，他听说了我的病情后，觉得难以置信，便提出请求，想见见我。因为这位病友觉得自己的生活被搅得一团糟，情绪很低落。医生把他的情况告知我后，我说我愿意与这位病友交流一下自己的生命感悟。

我希望自己以一种更积极的方式去见这位病友，于是，医护人员和家人一起把我放在轮椅上。我来到这位病友的病房，看到了愁眉苦脸的他。他对我说，自己如同生活在地狱里，找不到生活的意义。

我对这位病友说，我多羡慕他有一副强壮的身体，我觉得只要能把自己放下，眼前的世界就变得海阔天空。他很惊讶，我都已经病到这种程度，竟然还有这样豁达的心境。临别时，他对我说，他会去认真思考我说过的话。

我觉得，我鼓舞了他的同时，也鼓舞了我自己。

今天下午，院长来看我时，我们两人还交换了一个小秘密。而现在，我要为这个秘密做点儿准备，我要活得更好。

《梅花日记（十六）》

当你读着这些洋溢着幸福和爱的文字时，你能想到这是一位来日不多，生命随时都有可能逝去的纤弱女子吗？你能想到吗，这位纤弱的女子被人们称为"抗癌斗士"，纵然癌细胞已在全身扩散，她只能卧床并依靠呼吸管给氧而存活。

仅仅在两三个月前，她心中还充满对死亡的恐惧，对病魔的怨愤，以及对求医路上多舛经历的愤恨。但是现在她却想通过写博客的方式，为这个世界留下些什么。她说，写博客是为了"与朋友一起释义生命的含义；与社会一起思考医生和病人的关系"。她以《死亡日记》为题目，写下自己在即将走向生命尽头时，对生命的思考，"人总是要死的，只是我们应该思考一下，在短暂的一生中我们能为生留下多少有意义的东西。"

这是一个何等勇敢、何其壮丽的生命？这是一次怎样触及灵魂的蜕变？

梅花是位美丽阳光的中年女子，家庭幸福，事业顺遂。可在三年前，一个可怕的春日，她的天空瞬时黯淡下来。

在医院做过体检后的梅花被告知，她的左侧乳房毫无征兆地长出一个包块，被诊断是乳腺癌。家人在震惊之余当即决定送梅花去北京接受最好的治疗。后来的治疗，总体还算顺利。梅花在北京一所著名的医院实施了乳腺癌切除保乳手术，手术中的冰冻切片报告是早期乳腺癌，没有淋巴转移，手术做得很及时，也很成功。

梅花在北京做完放疗，回到云南一家医院继续做化疗。她忍受化疗的痛苦，每天按时吃药。病情得到了控制，似乎一切都在向好的方向发展，似乎梅花的人生又将变得明亮起来。

然而，第二年春天，梅花时常感觉身体不适，她觉得胸骨和腰部很疼，可几次来到这家医院做检查，也没有发现癌细胞转移及乳腺癌复发。尽管检查报告这样写，但身体的感受不会说谎，梅花就是觉得身体到处都很疼痛。到了那年年末，她的身体状况已经很差了，随时都会昏迷过去。

今年1月，在家人的陪伴下，梅花最后一次在这家医院做了PETCT检查，报告说癌细胞已经全身广泛转移，脊柱、肋骨、胸骨、骨盆等身体各处都是癌细胞，尤其严重的是脊柱部分，已经被癌细胞啃断。梅花只能卧床，再不能随意走动。随着病情的迅速恶化，梅花体内的各个器官功能都在持续衰竭。

在生命的最后时光里，悲痛欲绝的家人几番辗转，把梅花抬进了我这里。

被病魔摧垮的不仅是梅花的身体，还有那颗原本健康、勇敢的心。在病痛的折磨下，梅花完全倒下了，她心中充满了恐惧、怨恨和不甘。

我对医院有着很强的恐惧感。因患有甲状腺功能亢进，我长期就诊于各大医院，每年都要住院两到三次。这些大医院的病人实在太多了，从门诊就诊，专家号预约，需要花费很多的精力和时间。有时候排了半天的队，到了专家的面前也就只有几分钟的就诊时间，有时候专家临时有任务，还不能出诊。

......

就在两个星期前，我的一位好朋友到一家大医院探望他那位做椎间盘手术的弟弟，顺便做个CT检查。没想到，这一检查竟然发现了大问题——医生告诉他得了骨癌晚期，情况已经非常严重！惊恐的他又到其他医院做了相同检查，结果也是一样。一时之间，朋友一家人陷入巨大的悲痛之中，他抱着一线希望去了北京积水潭医院，诊断结果却让人大跌眼镜——原来只是腰椎囊肿，这是个良性疾病，只要做一个简单的微创手术就好了。这个事情我是全程参与者，因此我感到很恐惧。

现在我到底得的什么病？我该怎么治疗？我应该做什么样的手术？手术大不大？未来会发生什么样的问题呢？

最终我们决定马上去北京。

《梅花日记（二）》

手术当天醒得很早，心里有些紧张。窗外阳光明媚，4 月的北京，是柳絮飞扬的季节，漫天的柳絮纷纷扬扬如同下雪一般。9 点 15 分了，还没有见医生来通知我可以手术，我和老公在紧张和焦虑中等待着。中午 12 点，一位护工走进来说，"××床，做手术"。我躺在推车上，身上被一块白单子包裹着，被推出病房。

从病房到手术室，需要通过一个长长的螺旋形通道，一路上静悄悄的，没有人和我说话。手术从 9 点推迟到中午 12 点，不知道是什么原因，但是这样的推迟让我的心情更加恐惧。从病房到手术室短短的几分钟路程，对于我来说，仿佛有半个世纪那么长，旋转式的手术通道就像一个生命的旋涡，我在其中漂移，对未来充满了未知。

终于，到了手术室，我的心一下子提了起来。然而，医护人员一边聊天一边开始做手术麻醉前的准备。看来他们已经司空见惯。可我担心，他们会不会把药配错呢。没有人理我，就像我不存在一样，我在极度的焦虑和惊恐中胡思乱想。总希望医生能和我说说话，但是他们三个似乎没有这个心情。而我则开始在麻醉的作用下变得迷迷糊糊……

突如其来的绝症，突然面对死神的狰狞，人就像被一下抛入无底的黑洞：在绝望中怀一丝忐忑的希望，在未知的黑暗里恐惧地胡思乱想，无助地漂泊在茫茫大海上……这时的患者，除了亲人的呵护关爱之外，是多么需要、多么渴望具有专业知识的医务人员的帮助、关爱和支撑，让她们能走出黑暗，感受到阳光的温暖和大地的坚实，获得战胜疾病、重建生活的信心和力量。

特鲁多医生准确地道出了医生的天职：有时是治愈，常常是帮助，总是去关爱。

可什么时候，医院变成了一个没有亲切，只有"畏惧"的地方？

又是什么时候，在繁忙的工作流程中，我们的眼里"病"，或病了的器官变得越来越重要，而对活生生的人的关注、体贴和了解，却变得无足轻重，并自然而然地把人当作一个个待"修理"的"物"？

《梅花日记（四）》

读着梅花这些细腻又淡然的文字，我作为一个医者，心情久久无法平静：我们的习以为常与病人的实际需求之间，有着多么大的落差啊！

在我看来，医院首先应该是一个充满爱与慈悲的地方。从整体医疗的观点出发，在癌症治疗中，医生要做的第一项工作，就是打破病人对"癌"的巨大恐惧，重拾强烈的"生"之信念。这对于病人病情的转归，整体身心的健康，都能起到非常重要的作用。

在这个过程中，医生的同理心、真切的关爱、信念上的支撑都是不可或缺的。人是一个完整的能量场，处于身、心、灵整体的动态平衡中，往往是牵一发而动全身。当身体某个地方薄弱时，我们就会患病，这是全身情况集中于局部的表现。

所以，治病绝不应该像从篮子里挑出那个烂了的水果那样简单，而病人需要得到的则是全方位的关注。

接下来的日子身体恢复得似乎很顺利

2007 年 7 月 21 日

2007 年 8 月 23 日

2007 年 9 月 6 日

2007 年 9 月 25 日

2008 年 1 月 7 日

2008 年 4 月 14 日

我来到云南省 Z 医院住院进行肿瘤手术后的化疗和复查，医生为我做了全面的检查，没有发现肿瘤转移和扩散的情况。医院开始对我进行化学药物治疗。

2008 年 4 月中旬，胸口和腰部开始疼痛，我发现胸部长出一个包块，而且长得很快，便到医院检查、做 CT、拍片子，但都没有发现问题。

2008 年 7 月，疼痛更重了。再次去医院做检查，依然一切正常，医生告诉我们目前情况很好，半年才需要来复查。这是一个好消息，我们一家人非常开心。

每次住院都是一次和死神的相遇。听了医生的诊断，现在我确信，终于不用再住院了。

于是，我们全家开始旅行。

《梅花日记（五）（六）》

胸部的包块越长越大，胸部和腰部也越来越疼，脚上力量越来越小，行走越来越困难。因为前两次检查都显示为正常，现在我有些绝望，对医疗也不再抱有什么希望了。

有两个星期，我很少吃东西，我爱人逼我再去检查。我哭着对爱人说："我几次疼成这样去检查，都是正常，这次去肯定还是正常，我就在家等着，不想再去复查了。"

爱人和弟弟都很着急，他们先到 Z 医院，把我的情况找熟人和医生进行了沟通。医生建议做 PETCT（正电子发射计算机断层显像，能够反映病变的基因、分子、代谢及功能状态），也许能发现问题。在亲人的劝说下，我答应只做检查不住院。

在我们去 Z 医院的当天，亲人们决定帮我找一个我愿意住院接受治疗的医院。通过朋友的消息，我们了解到昆明有一所温暖有爱的医院，听起来，是我愿意住下来的那种医院。

《梅花日记（七）》

根据 PETCT 显示：癌细胞已全身广泛性转移，脊柱、肋骨、胸骨、骨盆全部都是，脊柱已经被癌细胞啃断。像这种情况，临床上已没有治疗意义，只能做一些对症治疗。由于癌细胞的侵蚀，会出现病理性骨折的危险以及越来越严重的"虫蚀"样疼痛，这意味着，梅花今后只能卧床。

梅花在 Z 医院做 PETCT 的当天，便被家人抬进了我们医院。我初次见到梅花时，看到的是一位已极度虚弱，不能说话不能走动的危重患者。医生告知，梅花的生命已到了终末期，随时有生命逝去的可能，不一定能熬过春节。

躺在病床上的梅花悲愤欲绝："我浑身都在疼，每一秒钟都是这样。为什么会是这样的结果？我做错了什么？我多想活下去啊！"

身体已然垮掉，灵魂便更需要支持和帮助。

然而，此时的梅花心灰意冷，心中充满怨愤和悔恨。可是，在随后的日子里，晚期癌症患者梅花却创造了两个奇迹：生命大大延长；越是走到生命的尽头，她的身上越是散发着人性的光辉。

她的这些生命蜕变，都被她完整地记录在博客中。

从进到这家医院的那一刻起，我就喜欢上了这里。因为，这里的每一位护士都亲切可人，她们发自内心地关心我、疼惜我；医生是认真的、和气的，他对我的病情十分负责，我能感觉到，他们在乎我。

医生看到我这么衰竭，没给我做任何有创检查，只希望我们尽可能地提供其他医院的检查结果，而且反复告诉我，不需要重复检查。入院第一天，医生和护士跟我做得更多的是交流，通过交流，他们了解我的需求。治疗的目的是快速改善我目前的状况，为下一步治疗做准备。每位医务工作者都在鼓励我，厨师长还专门到病房询问我的饮食习惯和口味。

似乎我选对了医院，我的心开始安静下来……

《梅花日记（七）》

整整三天，时而清醒时而迷糊。医院给我用了持续的镇痛药物，经过治疗，我已经感觉生命又回到了我的身上。其实，在入院当天，院方就召集了我们全体家属进行了一个病情的告知。我非常想知道详细的内容，但是没有亲人愿意把真实的病情告诉我。

不过，现在我感觉自己的状态越来越好，甚至可以下来走动几步了，也可以吃不少的东西。我的家人们又看到了希望。

《梅花日记（八）》

1月27日的下午，护士为我做了腹部推拿，胀鼓鼓的肚子好像轻松了许多。徐梅院长来到我的身旁，她的微笑、慈祥，让我很安心。

"今天我们两个要把你的病情详细地讨论一下，通过这段时间和你的接触，我认为我可以把所有的真相告诉你。"

我还是有些紧张，我问院长："我可以拉着您的手吗？"

"当然。到今天，手术、化疗、放疗、核素治疗对于你已经没有任何意义，这些治疗手段还会加速脏器功能的恶化，但这并不意味着我们只能等死，我们可以让自己的免疫系统发挥更重要的作用。但这个前提是：我们必须快乐、宁静、积极。"

接着院长开始和我讨论我过去曾经面对过的困难，最后又是怎么走出困难，她还问我在这次生病当中收获了什么。在这次谈话之前，我对命运还是有些愤愤不平的。院长告诉我，在这生病的三年中，我的收获很多，我有很多时间去体会夫妻间的伉俪之情、兄弟姐妹的手足之情、朋友的患难之情，如果没有这场疾病，我能有这么深的体会吗？院长的这些话，让我陷入沉思，命运确实把所有的美好浓缩给了我。然后，院长给我详细介绍了国外自然疗法的内容、方法，她还告诉我早在两千多年前，医学鼻祖希波克拉底就曾经说过，人类有强大的自我治愈和修复的能力。

我们谈了将近一个半小时，最终达成了一个共识：我不可以吃喝等死，我会以一种乐观积极的态度来接受下一步的治疗。院长还给我规定了一个任务，每天查房的时候都要能看到我的笑容，每天要吃规定的食物，并用文字记录下来。此外，要尽量去关心别人，少想自己的疾病，我接受了这样的任务，并且我提了一个要求——院长每天都能来看我。

我们的协议达成了！

《梅花日记（九）》

在医院的很多地方，都能看到悬挂着这样的文字：

我希望遇到一个能够真正关心我，愿意真正了解我的人。我希望她不只能医治我肉体上的病痛，也能解决我内心的问题。她最好是我的朋友，也是我精神的导师。

我希望遇到一个不会在乎我是谁的医生，不管我有没有钱，她都愿意帮助我，在我最软弱的时刻她能帮助我站立起来，在我最绝望的时候让我重燃信心。

我希望遇到一个体贴的医生，她能知道我内心深处的秘密，能从我微小的一举一动中，洞察我的心，让我有被了解的感觉。

我希望遇到一个知道如何才是真正沟通的医生，她不会连看都不看我一下，她会随时跟我分享她心中的想法，让我知道她，也让她知道我的心怀意念。

我希望遇到一个真正懂得爱的医生，她不只爱病人，她也爱那些和她一起工作的医生，医院的气氛好，不管对医生对病人都是一种福气，你说是吗？

《梅花日记（十四）》

在医院的精心治疗下，我的情况开始好转。

今天早上，护士小李进来给我做治疗，她用棉球轻轻擦洗我留置的静脉穿刺针周围的皮肤，并帮我重新固定。她生怕弄疼了我，所以动作非常轻柔，她看到我皮肤开始有了光泽，眼睛也有神了，便告诉我："阿姨，你终于好了，太好了。"边说边流下了眼泪，她就像我的女儿，我们一家人都被她感动了。

我当时来到医院时，情况非常危重，这里的医生护士都担心我活不了几天。现在他们和我的家人一样高兴。我经历过那么多医院，这里的工作人员就像我的家人。

《梅花日记（十一）》

近来睡得很香，我感觉自己已经从前段时间的那种沮丧心情中解脱出来。我很关心在医院里住院的其他癌症病人。上周六上午，一家人陪我在手术室门口的大厅晒太阳聊天时，我感觉到医院里似乎有一个重大的手术，看到一些从没见过的专家进入手术室，医生护士都很忙碌。

出于好奇，我便问护士在做一个什么样的手术。护士告诉我，今天做一个肝脏第8段的肝癌，这是肝脏外科的禁区，患者已经在当地诊断了半年，医院根据病情专门请来了中国著名的肝脏外科专家手术。我知道肝癌是个比乳腺癌更可怕的疾病，这一定是一个很大的手术。

我得知病人在手术第3天，就已经可以下床活动了，当时就很惊讶。一天院长来查房的时候，我问她肝癌病人恢复得怎么样。院长告诉我：手术顺利，病人恢复得非常好。如果他现在能保持乐观的心情，未来会产生非常好的结果。

癌症给病人造成的心理压力是巨大的，它不仅影响病人也影响整个家庭。如果一个家庭都处在巨大的悲痛和绝望中，那么手术做得再漂亮都会影响到治疗效果。在国外，肿瘤病人的心理康复治疗是治疗过程当中非常重要的一部分。

我和爱人一直在谈论这个事情，因为我们也有相同的经历。在那段可怕的时间里，没有人能够来帮助我们。这位病人是幸运的，我萌生一种冲动，想把我的一些经历和经验与这位病友交流一下，我不希望我身上的遗憾，再次出现在别的病友身上，爱人非常支持我的想法。

今天上午，在我的邀请下，这位病友和他的爱人走进我的病房。我看到他面色红润，完全看不出是一个刚刚做了肝癌手术的病人。那一瞬间我觉得，彼此的心靠得非常近，有很多话要和他说。我告诉他：我是个乳腺癌晚期且癌细胞已全身转移的病人。他也告诉我：他是一个肝癌患者。在我们两家人相互介绍和握手的时候，我发现病房里的医生护士以及家属朋友都不禁流下泪水。

　　我们两个人在病房里交流了很多，我把我的就医过程和经验告诉他，包括应该怎么去看医生，一定要重视复查，治愈后注意什么，找什么样的医院等。他也把他心里的想法告诉了我，半年来，他一直生活在恐惧当中，得到的所有信息都暗示他，这个部位的肝癌是无法治疗的，他只有一条路可走，就是等待死亡。我们都是肿瘤病友，当然能理解彼此，我就把自己来到这家医院之后，奇迹般活了这么长时间的治疗过程以及心态的转变讲给他听。我们相互感染相互激励，直到最后这位病友说：这次他得到了中国最好的手术治疗，又通过和我的见面，让他对自己的未来更有信心了，一定会愉快地接受下一步治疗。

　　虽然，和病友交流花费了我很大的精力，感觉有些疲惫。但是，我却觉得自己很充实，因而非常开心。这是我得乳腺癌以来，第一次觉得自己可以做一些真正有价值的事。

　　帮助别人是很快乐的事情。

《梅花日记（十三）》

　　3月9号晚上，突然感到胸闷，呼吸也困难起来。肚子很胀，经过医生的治疗好了一些。

　　病情仍然在继续发展，随时有死亡的可能。

我已经做好准备，所以可以坦然面对。

院长把病情发展的趋势告诉了我，我们两个探讨病情发展的最终结果时，把各种情况都进行了预见：最乐观的情况是一个什么状态，如果病情进一步恶化又会是什么样的结果，我大概还有多少时间，我每天应该做点什么事。然后我们还谈到了比尔·盖茨，谈到了汶川地震，谈到了我们姐妹小时候，谈到了我结婚时的新房……我们达成一个共识：可能结果我们无法选择，但是我们可以选择快乐地面对每一天。

从这天开始，我就在想，能不能通过什么方式，告诉病友肿瘤的就医经验，不要让其他病友再出现我这样的遗憾。我还想告诉大家，我曾经的心路路程是怎样的，我需要一个什么样的医生。还有，我希望看到社会能多来关爱一下妇女的身心健康，定期安排体检，关心医疗改革，让更多的人关心如何让我们的医疗体制更加完善，让更多的人和家庭幸福、快乐。

于是，我决定开设博客……

《梅花日记（十四）》

昨天晚上我和家人在开心地聊天，突然就感觉喘不过气来，好像有一块巨大的石头压在我的胸口。刹那间，我感觉上天在召唤我，一种本能，我一下子挣扎着坐起来。医生护士开始对我进行抢救。窒息，我被一个巨大的黑色旋涡包围着。

护士小李抱着我，帮我按摩着胸部，我觉得慢慢开始可以呼吸了，但我依然感觉胸部压着巨石，我不能躺下，但是我又无法坐立。小李从凌晨4点，就一直陪伴在我的身边，耐心照看我，直到她交班结束。为了让我能坐着，她就坐在床上让我把她当成靠背；为了让我放轻松，一直在陪我说话。见我喘不上气，她就一直用手抚摸我的胸口，这样我就会很平静。可一旦她的手离开我的胸口，我就会有胸闷窒息的感觉，我已经对小李的抚摸产生了依赖感。我感觉她就像我的女儿一样，给了我极大的安慰。

住院这么长时间，女儿也天天来看望我，但是她不可能时时刻刻地陪在我身边。我觉得医院的护士都像我的女儿。

直到早上6点多，无法呼吸的感觉才有所减轻。

《梅花日记（十七）》

一觉醒来，阳光已照进我的病房。护士轻轻进来把我病房的窗帘撩开，把白纱合上，让窗外的风轻轻吹进来。护士小李在我床边挂了一个紫红色雨水状的风铃，那风铃发出悦耳的声音。梦中醒来就看到护士和家人的笑脸，我很开心，感谢上帝，我又迎来了新的一天。

今天北京的朋友专门飞过来看我。看着朋友熟悉的笑容，我不住地感叹，友情是一种无法用语言表达的温暖。看到他们我觉得自己对生命的坚守更有意义了，我不想离开这些我爱的人。

我很喜欢泰戈尔的一句话：生如夏花之绚烂，死如秋叶之静美。我会常常想一个很有趣的命题，医院是个什么样的地方？生命在这里诞生，生命在这里逝去。在我健康的时候，我从没想过生命是有尽头的。现在，我已经看到我的终点站在哪里。

春节前后的时候，医院建议我把我喜欢的摄影作品挂在病房，房间里边摆上了我喜欢的植物，窗子也按照我的愿望进行了改装。

《梅花日记（十八）》

一个月瞬间就过去了。每天按照医院的要求及严格的时间表要完成一系列的治疗方案，我感觉生命似乎一点点地回到我的身上，我可以坐起来，甚至尝试着每天走几步。我像一个初生的婴儿在尝试着新的开始。

今天，医院全体医务工作者给了我一个惊喜。

院长查房的时候，特意最后一个来到我的房间。"梅花，今天是个特殊的日子，你还记得吗？"

我当然记得，今天是我和爱人结婚20周年的纪念日，我们已经风风雨雨、牵手度过了20年岁月。

院长告诉我，今天不仅是我们结婚20周年的纪念日，而且还是一个出现生命奇迹的日子。

听她这样说，我这才想起来，当初和院长约定，把坚持到5月20日我们的结婚纪念日，作为我入住医院后创造第一个奇迹的目标。今天它竟然实现了，而且是在不知不觉中实现的。

认认真真地打扮了很久，看看镜中的自己，想着和爱人一路走来的艰辛，想到在婚姻的路上与爱人的相互理解和相互包容，我们携手撑过了这一路的风风雨雨，我便甜甜地笑了。爱人像初恋时相互拥抱那样，小心翼翼地推着轮椅上的我，我感觉一切的一切仿佛在甜美的梦中。到达3楼后，电梯门徐徐打开的同时，首先飘进我耳朵里的音乐就是《婚礼进行曲》，温馨欢庆的旋律，我听到主持人欢迎的话语。当我进入会议室时，看见几乎所有的医务工作者都在场，他们是要来见证我的幸福时刻啊！

护士小李代表全体的医护人员向我表示祝福的时候，就像一个女儿那样，期盼母亲早日康复，期盼父母恩爱如新。这种真挚的感情，令我久久感动。在这些医务工作者中，小李和我接触最深。好几次我徘徊在生死边缘的时候，一直是她陪伴在我身边。

病友王老师代表全体病患表达了他们对我的祝福，同时也动情地讲述了我的人生态度对他们的影响。这让我觉得我们是彼此帮助着、祝福着的。

最后，和我已经亲如姐妹的徐院长过来对我表示祝福，她似乎更适合和我一对一地聊天，接过话筒后，显然不知道怎么表达自己的感想。我看着徐院长有点哽咽的表情，深切地感受到了整个医院的爱。

感谢我的父母、家人、朋友、医院全体工作人员，也感谢千千万万关心我、爱我的人。因为有你们，我生活得很幸福，很满足；因为有你们，我才能坚持到今天。

在医院治疗的这4个月中，我深切地体会到，其实困难就是一场游戏！

《梅花日记（十九）》

在与梅花相处的那段日子里，我反复地思考着一个问题：我们医生的职责究竟是什么？难道，医生的责任仅在于帮助病人把暂时断掉的生命之轨再接续上吗？我想，不是这样的！

整体医疗的目的，并不是延缓死亡，也不是让病人重回过去的生活，而是在病人和家属的生活分崩离析时，以博大的爱给予他们身、心、灵全方位的庇护和看顾，陪伴他们建立全新的视角与信念，找到生命新的意义，直到他们可以重新站起来，面对挑战。

就像梅花，这位美丽而坚强的女子。在她生命的最后时光，在我们医院里，命运和机遇让她对生命与生死产生了透彻心扉的认识——生命就是用来热爱的。

她说，生命的最后一秒是多么美好啊！我会笑着走的，自己一定要穿着洁白的衣服走，周围给我围上一圈洁白的花朵。她还说，面对死神、追逐生命，我还想做一次抗争；面对亲友、面对社会，我还想真心地付出一份情感。

在接受整体医疗的过程中，梅花对人生的意义有了全然不同的思考，她用生命写就的文字，诚恳正直、引人入胜，她对亲人、朋友及生活的爱与感恩，让人感同身受。

从最初的恐惧、疑虑、悲观，到后来的接纳、平静、积极；从曾经的怨恨与自艾自怜，到之后心中洋溢着爱，时刻去关爱别人。这就是她通过整体医疗发生的最大转变！梅花，她以自始至终热爱生活的态度，在生命的低谷，发现了另一个自我，并完成了自我蜕变。梅花，以她独有的人格魅力，以及散发着人性光辉的《死亡日记》，永远活在人们的心间。

梅花笔下的《死亡日记》，真挚细腻地描绘了她求医的心路历程，给我们医者带来许多感触与启迪，给诸多病友带去温暖与鼓励，给无数人们以启示：面对死亡，是什么让我们继续勇敢地活下去？而我们又能够为他人创造什么价值？

梅花，她以对生命的热爱，对生命意义与价值的追求，感动并影响了无数人。梅花的故事告诉我们，生而为人，请一定认真地活着，任何时候绝不放弃精神与灵魂的高贵与自由。她用她最后的人生，创造了生命的奇迹，给人间留下了完美的答卷。

我虽死去，福泽绵延。

最后，让我们用女儿冉冉为妈妈写的最后一篇博文，来表达对这朵傲骨梅花的深深敬意吧！

妈妈，我们永远怀念你！

8月29日22时50分，我的妈妈——梅花，永远地离开了我们。

她走向了通往天堂的道路，从此以后，她再也没有病痛的折磨，没有痛苦，天堂里只有平安和喜乐。

妈妈，你真的很坚强，你的乐观、向上、宽容、端庄、美丽、大方、浪漫……感染着这个世界上每一个认识你抑或不认识你的人。你教会了我们热爱生命、热爱生活、热爱自然，你是这个世界上最傲然挺立、最芳香、最美丽的梅花！

妈妈，你放心地走吧！生命的结束是无奈的，我们会将你的爱与精神传递下去。那么多爱你的网友们从你的身上学会珍爱生命，他们会乐观地面对生活的挫折与不易，他们会微笑地面对困难。因为他们知道，在他们背后有一个叫"梅花"的美丽女人在支持着、鼓励着他们！他们会记住你在生命的最后时光中，教给我们大家的一课，这一课是美丽的、是感人的！

妈妈，请一路走好！

女儿冉冉